Ausscheiden Training & Transfer Pflege, Heft 10

Herausgeberschaft der Reihe **Training & Transfer Pflege**
des Curriculumsverbundes ABZ im hep verlag

ABZ Lehrplan Pflege HF

Höhere Fachschule Gesundheit und Soziales Aarau HFGS

Berner Bildungszentrum Pflege

Höhere Fachschule Schaffhausen Pflege

Zentrum für Ausbildung im Gesundheitswesen Kanton Zürich
www.zag.zh.ch
ZAG

Curriculumsverbund Aargau/Bern/Schaffhausen/Zürich (Hrsg.)

AUSSCHEIDEN

TRAINING & TRANSFER PFLEGE

Heft 10, 2. Auflage

hep der bildungsverlag

Kurzchecklisten für die Praxis: www.hep-verlag.ch

der bildungsverlag
www.hep-verlag.ch

Wir danken den folgenden Institutionen für die Unterstützung:
- Höhere Fachschule Gesundheit und Soziales Aarau
- Berner Bildungszentrum Pflege
- Höhere Fachschule Pflege Schaffhausen
- Zentrum für Ausbildung im Gesundheitswesen Kanton Zürich

Ausscheiden
Training & Transfer Pflege, Heft 10
Herausgegeben vom Curriculumsverbund Aargau/Bern/Schaffhausen/Zürich
Autorin und Autor: Gerda Haldemann, Volker Stöckmann, Berner Bildungszentrum Pflege
ISBN 978-3-03905-827-3

Angaben zur Reihe, weitere Informationen und Materialien zum Heft –
insbesondere die Kurzchecklisten für die Praxis – sind im Internet zu finden unter:
www.hep-verlag.ch

Projektleitung: Rolf Spring
Umschlag und Gestaltung: Atelier Kurt Bläuer, Bern
Fotos: Nadia Schweizer, Bern
Zeichnungen: Brigit Herrmann, Atelier Herrmann SGD, Gümmenen

Bibliografische Information der Deutschen Nationalbibliothek:
Die Deutsche Nationalbibliothek verzeichnet diese Publikation in der Deutschen National-
bibliografie; detaillierte bibliografische Angaben sind im Internet unter http://dnb.d-nb.de abrufbar.

2. Auflage 2012

hep verlag ag
Brunngasse 36
CH-3011 Bern

www.hep-verlag.ch

INHALTSVERZEICHNIS

INHALTSVERZEICHNIS

VORWORT

Zum Lehrplan Pflege HF gehört nicht nur eine *fundierte schulische Ausbildung,* in der Sie als angehende Pflegefachperson die notwendigen theoretischen Kenntnisse erwerben, sondern auch eine *praktische Schulung,* in der Sie sich in der Praxis Kenntnisse, Fähigkeiten und Fertigkeiten aneignen: In einem Akutspital, einem Pflegeheim, einer psychiatrischen Einrichtung oder einer Spitex-Organisation eignen Sie sich die professionellen Fähigkeiten und Fertigkeiten an und setzen das theoretische Grundwissen um.
Wie muss nun aber der Transfer zwischen den beiden Lernbereichen gestaltet werden, damit jeder Bereich vom anderen optimal profitiert? Wie lässt sich das angeeignete theoretische Wissen in der Praxis umsetzen? Und wie können in der Praxis erworbene Fähigkeiten und Fertigkeiten mittels Theorie gefestigt werden? Solche Fragen betreffen den Lernprozess jeder und jedes Studierenden. Die Antworten finden sich am «dritten Lernort», im *Lernbereich Training & Transfer* (LTT).
Im Lehrplan der Kantone Aargau, Bern, Schaffhausen und Zürich (ABZ) wird den Schnittstellen zwischen Theorie und Praxis viel Gewicht beigemessen. Aus der Überzeugung heraus, dass die Kompetenz, etwas theoretisch Gelerntes in der Praxis umzusetzen bzw. etwas in der Praxis Gelerntes mit Theorie zu untermauern, unterstützt und geübt werden will, wurde im Rahmen der Entwicklung des Lehrplans für den LTT ein eigenes Lehrmittel erarbeitet, welches nicht nur im Lehrplan ABZ, sondern bei jeder Ausbildung zur Pflegefachperson HF eingesetzt werden kann.
Mit den 18 Arbeitsheften der Reihe *Training & Transfer Pflege* möchten wir den Studierenden der HF Pflege, der Pflegepraxis und anderen Interessierten im Gesundheitswesen ein Arbeitsmittel zur Verfügung stellen, das als Transferelement zwischen Theorie und Praxis dienen soll. Jedes Arbeitsheft basiert auf einem Fallbeispiel, das als Ausgangslage für die Arbeitsaufträge dient. Dabei wird auf dem Vorwissen der Studierenden aufgebaut – mit einem Vorkenntnistest kann der eigene Wissensstand überprüft werden. Alle Arbeitshefte wurden unter Mitwirkung von Berufsfachpersonen aus Praxis und Schule entwickelt. An dieser Stelle danken wir allen Beteiligten herzlich für ihr grosses Engagement.

Im Namen der an der Entwicklung des Lehrplans ABZ beteiligten Kantone und Bildungsanbieter wünschen wir Ihnen viel Erfolg bei Ihrer Ausbildung!

Die Herausgeber Peter Marbet
Werner Mathis
Ernst Schläpfer
Hanni Wipf

1 EINFÜHRUNG IN DAS THEMA

Ausscheidung ist in vielen Kulturkreisen ein sehr intimes Thema und oft mit Scham- oder Ekelgefühlen verbunden.

In der Pflege ist es von besonderer Bedeutung, bei heiklen, intimen Themen wie der Ausscheidung viel Einfühlungsvermögen zu beweisen. Eine professionelle Beziehungsgestaltung und die Reflexion des eigenen Umgangs mit Nähe und Distanz sind dabei unverzichtbar.

Oberstes Ziel der Betreuung und Behandlung von Menschen mit Ausscheidungsstörungen ist immer die Förderung oder Erhaltung der Selbstständigkeit und grösstmöglicher Unabhängigkeit. Dieses Ziel kann von den Pflegefachpersonen nur erreicht werden, wenn Sie eine gesundheitsförderliche Haltung zeigen und über die nötigen fachlichen Ressourcen verfügen. Betroffene können dann ihren Bedürfnissen und Möglichkeiten entsprechend informiert, angeleitet und beraten werden.

Bei Störungen der Urinausscheidung ist eine medizinische Abklärung der Ursachen durch die Ärztin oder den Arzt wesentlich einfacher, wenn Pflegefachpersonen sich durch die gewissenhafte Beobachtung und Wahrnehmung der auftretenden Symptome daran beteiligen. Darüber hinaus können auch die individuellen Ressourcen der Betroffenen von den Pflegefachpersonen erfasst und in die Pflege- und Behandlungsplanung miteinbezogen werden.

Die Einlage eines transurethralen Einmal- oder Dauerkatheters ist nur eine von vielen Massnahmen bei Störungen der Urinausscheidung. Bei urologischen Indikationen ist eine vorübergehende oder wiederholte Katheterisierung häufiger angezeigt, während bei der Behandlung der häufigsten Inkontinenzformen die Einlage eines Dauerkatheters nur in bestimmten Situationen notwendig, in anderen Fällen kontraindiziert ist.

Bei der Durchführung der transurethralen Blasenkatherisierung sind sowohl die Prinzipien der Hygiene als auch die des atraumatischen Arbeitens einzuhalten. Durch gezielte Vorinformation und umsichtige Nachbetreuung der Patientinnen und Patienten werden weitere Komplikationen verhindert. Voraussetzung für die Durchführung dieser Massnahme durch Pflegefachpersonen ist eine Verordnung durch die betreuende Ärztin oder den betreuenden Arzt.

In diesem Arbeitsheft werden folgende Themen behandelt:
Medizinaltechnische Verrichtungen:

- Sterile Handschuhe anziehen,
- Legen eines transurethralen Blasendauerkatheters bei der Frau/beim Mann, mit oder ohne Assistenz.
- Entfernen eines transurethralen Blasendauerkatheters bei der Frau/beim Mann.

Erkundungswerkstatt: Harninkontinenzformen

- Belastungsinkontinenz
- Dranginkontinenz
- Inkontinenz bei chronischer Harnretention

Weiterführende Aufgaben

- Kathetertypen und ihre Anwendung bei Erwachsenen
- Komplikationen bei und nach transurethraler Blasenkatheterisierung

Transfer zu ausrichtungsspezifischen Fallbeispielen

- LZE, SOM, Spitex, Rehab, KJFF

Sie erwerben durch die Arbeit mit diesem Heft die folgenden Kompetenzen:

- Sie führen alle pflegerischen Massnahmen im Zusammenhang mit der transurethralen Blasenkatheterisierung durch – systematisch, atraumatisch und unter Wahrung der Hygieneprinzipien.
- Sie beziehen die Bedürfnisse der Patientinnen und Patienten und deren Ressourcen mit ein und fördern durch eine adäquate Information, Anleitung und Beratung ihre Selbstständigkeit und Unabhängigkeit.
- Sie unterscheiden die wichtigsten Speicher- und Entleerungsstörungen der Harnblase anhand von Fallbeispielen und formulieren die entsprechenden Pflegediagnosen und Massnahmen.

1.1 Lernziele

Kenntnisse

Die Studierende/der Studierende…
… beschreibt die anatomischen Grundlagen der ableitenden Harnwege beider Geschlechter und leitet daraus mögliche Risiken für das Einlegen eines transurethralen Blasenkatheters ab.
… erläutert den physiologischen Vorgang der Miktion.
… unterscheidet die wichtigsten Formen der Speicher- und Entleerungsstörungen der Harnblase.
… kennt Instrumente und Methoden zur differenzierten Einschätzung sowie Behandlungs- und Pflegemassnahmen bei Speicher- und Entleerungsstörungen der Blase.
… begründet die einzelnen Handlungsschritte beim Einlegen- und Entfernen eines transurethralen Dauerkatheters.
… unterscheidet zwischen dem Einlegen eines Einmal- und eines Dauerkatheters.
… benennt die Indikationen einer intermittierenden Selbstkatheterisierung.

Fertigkeiten

Die Studierende/der Studierende…
… richtet das für die transurethrale Blasenkatheterisierung notwendige Material unter Beachtung der Hygieneprinzipien.
… führt die transurethrale Katheterisierung unter Berücksichtigung der Hygieneprinzipien in sachlogischer Reihenfolge durch.
… geht bei der Vor- und Nachbereitung und bei der Durchführung der transurethralen Blasenkatheterisierung systematisch und effizient vor.
… leitet Patientinnen/Patienten bei der Selbstkatheterisierung an.
… wahrt die Hygieneprinzipien während allen Verrichtungen im Umgang mit ableitenden Urinauffangsystemen.

Verhalten

Die Studierende/der Studierende…
… gestaltet konstruktiv und aufmerksam die Beziehung zur Patientin/zum Patienten.
… bezieht Ressourcen der Patientin/des Patienten ein und nutzt Möglichkeiten zur gezielten Förderung.
… vermittelt der Patientin/dem Patienten Sicherheit unter Wahrung der Intimsphäre.
… ermöglicht der Patientin/dem Patienten ein Mitspracherecht bei der Durchführung pflegerischer Handlungen.

Werte

… zeigt Wertschätzung bei der Gestaltung der Pflegeinterventionen.
… achtet die Intim- und Privatsphäre der Patientin/des Patienten.
… zeigt Geduld und Verständnis in unerwarteten Situationen.

1.2 Methoden

Fähigkeits- und Fertigkeitstraining

In der Fähigkeits-/Fertigkeitswerkstatt und im Fähigkeits-/Fertigkeitstraining werden kognitive, psychomotorische und affektive Fähigkeiten gezielt als Vorbereitung für die Praxis trainiert und Fertigkeiten erweitert.
Es werden in strukturierter Form Übungen und Simulationen praxisbezogener Inhalte durchgeführt, in denen die Studierenden von der Beobachtung über die Anleitung und das selbstständige Handeln/Bearbeiten eines Problems zur Reflexion und Auswertung des eigenen Handelns hingeführt werden. Fähigkeiten, Fertigkeiten und Kompetenzen werden durch Imitation und Simulation der Arbeitswirklichkeit trainiert.
Austausch und Analyse von praktischen Erfahrungen in einer Lerngruppe erlauben den Studierenden, Erfahrungen und Handlungen kritisch zu reflektieren und, gestützt durch die Arbeit der Lehrperson, Möglichkeiten des Wissens- und Handlungstransfers auf andere Situationen zu erkennen und einzuüben.
(Auszug aus dem Dokument B1.1 Methodensammlung Version 2 – August 2005 des Lehrplans ABZ HF Pflege)

Erfahrungs- und Erkundungswerkstatt

In der Erfahrungs-/Erkundungswerkstatt des Lernbereichs Training & Transfer werden Phänomene, Gesetze und Prinzipien differenziert erlebt, erfahren, entdeckt, erkundet, wahrgenommen, verstanden und erkannt, sodass Probleme gelöst werden können.
Die Studierenden setzen sich anhand verschiedener methodischer Arrangements und/oder gezielter Aufträge mit den Inhalten auseinander.
Die Aufgaben und Handlungsanweisungen sind von der Lehrperson vorbereitet und strukturiert. Die Aufgaben sollen alle Sinne und Lernbereiche ansprechen. Verschiedene Arbeitsplätze/Arbeitsräume erlauben einen «bewegten Unterricht».
Die Studierenden arbeiten zumeist selbstständig mithilfe eines Arbeitsauftrages/Arbeitspasses. Sie unterstützen sich so weit als möglich gegenseitig.
Der Werkstattunterricht soll den Studierenden in hohem Masse Autonomie und Selbstverantwortung erlauben. Die Evaluation erfolgt mittels Selbstkontrolle.
Die Lehrperson unterstützt beratend das individuelle Lernen. Medien werden individuell eingesetzt, je nach Arbeitsauftrag.
(Auszug aus dem Dokument B1.1 Methodensammlung Version 2 – August 2005 des Lehrplans ABZ HF Pflege)

1.3 Fallbeispiel

Frau Jung, 27 Jahre alt, wird mit ihrem Motorrad in einen Verkehrsunfall verwickelt. Schwer verletzt, wird sie direkt ins Paraplegikerzentrum geflogen und mehrere Tage intensivmedizinisch versorgt. In dieser akuten Phase verordnet der Arzt bei Frau Jung die sofortige Einlage eines transurethralen Blasendauerkatheters aus Vollsilikon, Charrière 12.

Bestimmen Sie, welche Kenntnisse und Fähigkeiten Sie zur Durchführung dieser Verordnung benötigen und welche Fragen sich für Sie dabei stellen. Überlegen Sie sich ebenfalls, welche bereits erworbenen Kenntnisse und Fähigkeiten Ihnen helfen, die Problemstellung korrekt zu bearbeiten.

1.4 Vorkenntnistest

1. Welche Organe gehören zu den ableitenden Harnwegen?
   - ☐ Urethra
   - ☐ Nieren
   - ☐ Prostata
   - ☐ Ureter
   - ☐ Harnblase

2. Ordnen Sie die jeweilige Funktion dem richtigen Organ zu:
   a Nieren
   b Ureter
   c Musculus sphincter internus
   d Harnblase/Blase
   e Urethra
   f Musculus sphincter externus

   - ☐ Urinreservoir
   - ☐ Urinproduktion
   - ☐ Ableiten des Urins vom Nierenbecken in die Blase
   - ☐ Willkürliche Blasenentleerung bzw. Urinretension
   - ☐ Unwillkürliche Blasenentleerung bzw. Urinretension
   - ☐ Ableiten des Urins von der Blase nach aussen

3. a Die Harnröhre der Frau ist mit etwa 12 cm Länge gegenüber jener des Mannes mit etwa 20 cm bedeutend kürzer,
   b … deshalb ist die Frau anfälliger für Infektionen des Urogenitaltraktes.

   - ☐ a und b sind richtig; a als Begründung von b ist richtig.
   - ☐ a und b sind richtig; b ist aber nicht Begründung von a.
   - ☐ a richtig; b falsch.
   - ☐ a falsch; b richtig.
   - ☐ a falsch; b falsch.

4. Beschreiben Sie genau (in fünf Schritten) die willkürliche und die unwillkürliche Blasenentleerung.

5. Bei der transurethralen Blasenkatheterisierung wird das Material nach denselben Kriterien vorbereitet und auf der sauberen Arbeitsfläche gerichtet wie beim Verbandwechsel. Beschreiben Sie, wie Sie vorgehen.

6. Wählen Sie in der folgenden Aufgabe alle Aussagen aus, die zutreffen. Es können mehrere Antworten richtig sein, vielleicht ist aber auch keine Antwort richtig.

   Die Inkontinenztherapie ohne Katheter ist, wenn immer möglich, vorzuziehen, weil:

   - ☐ bis zu 40 % der nosokomialen Infektionen katheterassoziierte Harnwegsinfektionen sind.
   - ☐ die Hautverhältnisse in der Intimgegend durch einen Fremdkörper wie den Katheter generell mehr belastet werden.
   - ☐ die Integrität der Patienten und Patientinnen durch den Katheter stärker beeinträchtigt wird.
   - ☐ mit einem gezielten Toilettentraining die Situation immer verbessert werden kann.

7. Bestimmendes Merkmal einer Drangurininkontinenz ist
   - ☐ Die Patientin/Der Patient berichtet von Urinverlust beim Husten.
   - ☐ Die Patientin/Der Patient empfindet keine Blasenfüllung.
   - ☐ Die Patientin/Der Patient berichtet von plötzlichem Harndrang.
   - ☐ Die Patientin/Der Patient berichtet von unwillkürlichem Abgang geringer Urinmengen.

8. Eine Reflexinkontinenz ist wie folgt definiert:
   - ☐ Harnabgang durch eine Reflexaktivität des Rückenmarks.
   - ☐ Unfreiwilliger Harnabgang, verbunden mit starkem Harndrang.
   - ☐ Unfreiwilliger Harnabgang bei erhöhtem Druck in der Bauchhöhle.
   - ☐ Tröpfchenweiser Harnabgang in Zusammenhang mit Restharnbildung.

9. Eine häufig auftretende Harninkontinenzform bei Frauen nach einer Geburt
   - ☐ Belastungsinkontinenz
   - ☐ Ueberlaufinkontinenz
   - ☐ Reflexinkontinenz
   - ☐ Dranginkontinenz

10. Ordnen Sie den verschiedenen Aussagen die richtige Harninkontinenzformen zu.

   a Belastungsinkontinenz
   b Reflexinkontinenz
   c Dranginkontinenz
   d Funktionelle Inkontinenz
   e Überlaufinkontinenz

   - ☐ Urinabgang nach einem starkem Harndrang.
   - ☐ Unfähigkeit, trotz bestehender Kontinenz, rechtzeitig die Toilette zu erreichen.
   - ☐ Der Blasendruck ist höher als der Schliessdruck des Beckenbodens.
   - ☐ Tröpfchenweiser Harnabgang, der mit einer Überdehnung der Blase zusammenhängt.
   - ☐ Unwillkürlicher Harnabgang, sobald ein bestimmtes Blasenvolumen erreicht ist.

2 ERKUNDUNGSWERKSTATT HARNINKONTINENZFORMEN

2.1 Einleitung

Bei der Pflege und Betreuung von Patientinnen und Patienten, welche von einer Harninkontinenz betroffen sind, bedarf es neben der notwendigen Versorgung mit Inkontinenz-Materialien vor allem einer gründlichen, interdisziplinären Diagnostik.
In diesem Prozess stellen Pflegefachpersonen ein wichtiges Bindeglied zwischen Fachärztinnen, Inkontinenzberatern, Physiotherapeutinnen und den von Inkontinenz betroffenen Patientinnen und Patienten dar, weil sie mit den Schwierigkeiten einer veränderten Ausscheidung im Pflegealltag direkt konfrontiert sind.
Ziel dieser Erkundungswerkstatt ist es, häufig vorkommende Formen von Speicher- und Entleerungsstörungen der Harnblase anhand von Fallbeispielen unterscheiden zu lernen, um die passenden Pflege- und Behandlungsmassnahmen auswählen zu können.
Die Bearbeitung der verschiedenen Fallbeispiele in dieser Erkundungswerkstatt erfolgt in kleinen Gruppen. So kann ein breites Fachwissen zu den verschiedenen Diagnose- und Behandlungsmöglichkeiten aus den Lehrbüchern zusammentragen werden.

2.2 Bestimmung von Pflegediagnosen und -massnahmen

Schritt 1:

- **Lesen Sie die Fallbeispiele aufmerksam durch und kennzeichnen Sie im Text die wichtigsten Phänomene, welche in Bezug auf die veränderte Urinausscheidung erkennbar sind.**

Fallbeispiel Frau B.

Frau B. ist eine 34-jährige Frau. Ihre erste Entbindung war eine Steissgeburt. Der Kopf des Kindes blieb stecken und die Entbindung war daher sehr schwierig. Nach der Geburt des Kindes war Frau B. zwei Wochen lang stark inkontinent, dann ging es ihr langsam besser. Zur Zeit hat sie etwa sechs Mal am Tag Harnabgang. Sie verliert dabei nur wenig Harn, vor allem, wenn sie sich bewegt. Nachts bleibt sie trocken. Nur beim Aufstehen verliert sie viel Harn, ebenso wenn sie Sport treibt, daher hat sie auch mit der Vereinstätigkeit aufgehört. Sie benutzt sechs bis acht Slipeinlagen pro Tag, obwohl diese eigentlich zu klein sind. Deshalb ist auch häufig die Unterwäsche durchnässt. Der Gynäkologe hat eine leichte Gebärmuttersenkung festgestellt und seit der Entbindung hat Frau B. stark an Gewicht zugenommen. Wegen der Inkontinenz hat Frau B. keine rechte Lust mehr, aus dem Haus zu gehen (in Anlehnung: van der Weide, 2001, S.55).

Fallbeispiel Herr D.

Herr D. ist ein 81-jähriger Rentner, welcher für die Anpassung seiner Medikamente zur Behandlung eines Morbus Parkinson in die Klinik eingetreten ist. Im Aufnahmegespräch erzählt er davon, dass er häufig nicht rechtzeitig die Toilette erreicht. Der Harndrang setzt ganz plötzlich ein und ist fast nicht zu unterdrücken. Dann entleert sich der gesamte Blaseninhalt, was ihm zwar Erleichterung schafft, aber jedes Mal zu einer völlig durchnässten Inkontinenzeinlage führt. Das passiert, je nach Trinkmenge, 5 bis 10 mal pro Tag. So hat er schon seit einigen Monaten entschieden, immer eine Inkontinenzeinlage zu tragen und im Verlauf des Tages weniger zu trinken. Das Problem besteht allerdings auch in der Nacht, verbunden mit einem unruhigen Schlaf. Dies belastet ihn neben den Problemen mit dem Tremor und der nachlassenden Bewegungsfähigkeit zunehmend.

Fallbeispiel Herr B.

Herr B. ist ein 76-jähriger Mann, welcher sich kürzlich einer operativen Entfernung der Prostata unterzogen hat, um die Metastasierung eines beginnenden Prostatakarzinom zu verhindern. Über eine mögliche Harninkontinenz nach einer solchen Operation war er zwar aufgeklärt worden; mit der Realität nun klar zu kommen, fällt ihm jedoch sehr schwer. Besonders bei körperlicher Arbeit und beim Lachen verliert er grössere Mengen an Harn. Direkt nach der Operation war der Harnverlust aber noch stärker. In der Nacht kann er dagegen besser schlafen als vor der Operation, da es nur beim Aufstehen zu einem Harnverlust kommt. Die Versorgung mit einem Urinalkondom hat ihm den Alltag schon etwas vereinfacht, aber von Kollegen hörte er, dass es Behandlungsformen gäbe, welche die Kontinenz vollständig wiederherstellen könnten.

Fallbeispiel Herr U.

Herr U. ist ein 72-jähriger Witwer; er steht schon seit Jahren in der Nacht 2 bis 3 mal auf, um Wasser zu lösen. Weil es danach häufig zu Harnträufeln kommt, trägt Herr U. immer Inkontinenzeinlagen in Form eines Tropfenfängers. In letzter Zeit verliert er auch tagsüber tropfenweise Harn und die vollständige Entleerung der Harnblase scheint fast nicht mehr möglich zu sein. Herr U. hilft sich mit einem festen Druck gegen die Blase, was dann zur verbesserten Entleerung beiträgt. Sein Hausarzt hat ihm bereits vor zwei Jahren eine Konsultation beim Urologen empfohlen; nun scheint es dringend an der Zeit, einen Termin zu vereinbaren (in Anlehnung an: Schön/Seltenreich 2011, S.101).

Schritt 2:
Erste Einschätzung der Harninkontinenz

- **Nehmen Sie anhand des folgenden Fragebogens eine erste Einschätzung der Harninkontinenz vor.**

		Frau B.	Herr D.	Herr B.	Herr U.
Wie oft kommt es (bei Ihnen) zu unwillkürlichem Harnverlust	0: nie 1: 1 Mal pro Woche 2: 2 bis 3 Mal pro Woche 3: etwa 1 Mal täglich 4: mehrmals täglich 5: immer				
Wie viel Harn tritt dabei aus?	0: gar keiner 2: eine geringe Menge 4: eine mittelgrosse Menge 6: eine grosse Menge				
Wann kommt es zum Austritt von Harn?	Nie: kein Austritt von Harn				
	Bevor Sie die Toilette erreichen können				
	Beim Husten oder Niesen				
	Im Schlaf				
	Bei körperlicher Anstrengung/Sport				
	Nach dem Urinieren, wenn Sie schon wieder angezogen sind				
	Aus keinem ersichtlichen Grund				
	Es kommt ständig zum Austritt von Harn.				

(ISIQ-SF- Kurzform zur Erfassung des Schwergrades einer Harninkontinenz, in: Perabo/Müller, 2009, S.57)

Schritt 3:
Differenzierte Einschätzung der Form einer Harninkontinenz

Um zu einer differenzierten Einschätzung der Form einer Harninkontinenz zu gelangen, gibt es verschiedene Beobachtungs- und Erfassungsinstrumente, welche der Pflege zur Verfügung stehen.
Wenn mit den nachfolgend erwähnten, wenig invasiven Methoden, das Problem der Harninkontinenz unklar bleibt oder bislang eingeleitete therapeutische Angebote nicht wirksam sind, kann eine urodynamische Einschätzung notwendig werden, um die Blasenfunktion zu beurteilen. Diese Untersuchung wird meist von spezialisierten Ärztinnen und Ärzten aus den Bereichen der Urologie oder Gynäkologie durchgeführt (Hayder/Kuno/Müller 2008, S.75).
In der nachfolgenden Tabelle wird exemplarisch aufgezeigt, welche zusätzlichen Informationen Sie zum Beispiel durch eine differenzierte Einschätzung erhalten könnten.

- **Informieren Sie Sich über die genaue Anwendung der unten aufgeführten Instrumente & Methoden in der Literatur.**

Instrument/ Methode	Frau B.	Herr D.	Herr B.	Herr U.
Fokus-assessment	z.B.: Frau B. hat grosse Angst über ihre Harn-inkontinenz zu sprechen.	z.B.: Herr D. versucht durch Trinkmengen-reduktion die Inkontinenz zu mildern.	z.B.: Herr B. hat keine Unterstützung durch Ange-hörige.	z.B.: Herr U. hat aufgrund von Gesprächen mit Kollegen grosse Angst vor einer Operation der Prostata.
Restharn-bestimmung	z.B.: kein Restharn	z.B.: 30 ml Restharn	z.B.: kein Restharn	z.B.: 700 ml Restharn
Miktions-protokoll (Das Beispiel eines Miktions-protokolls finden Sie im Anhang dieses Arbeitsheftes)	z.B.: Unkontrol-lierter Harn-verlust, gesamt: 500 ml Normale Miktionen: 3 x 300 ml	z.B.: Unkontrol-lierter Harnver-lust: Tags: alle 3 Std., ca. 80 ml Nachts: alle 4 Std., ca. 120 ml Trinkmenge < 1000 ml	z.B.: Unkontrol-lierter Harnver-lust, gesamt: 250 ml Normale Miktionen: 5 x 250 ml	z.B.: Urin tröpfelt unkon-trolliert aus der Harnröhre Kein aktiver Harnstrahl ohne mecha-nische Unter-stützung

Schritt 4:
Pflegediagnose im PES-Format erstellen

Informieren Sie sich in den Lehrbüchern über die verschiedenen Harninkontinenzformen, deren Ursachen, Symptomen und Einflussfaktoren. Eine Kurzbeschreibung und eine tabellarische Übersicht mit den korrekten medizinischen Bezeichnungen finden Sie am Ende dieser Erkundungswerkstatt.

- **Ermitteln Sie aufgrund ihrer Kenntnisse nun eine vollständige Pflegediagnose im PES-Format zu jedem der vier Fallbeispiele.**

	Pflegediagnose	bedingt durch (b.d.)	angezeigt durch (a.d.)
Frau B.			
Herr D.			
Herr B.			
Herr U.			

Schritt 5: Konkrete Pflegemassnahmen und Behandlungsmethoden auswählen

Orientieren Sie sich nun in den Lehrbüchern über die entsprechenden Behandlungsmethoden der verschiedenen Inkontinenzformen. Benutzen Sie dabei auch Fachbücher zur Inkontinenz oder den Expertenstandard des DNQP.

- **Ordnen Sie abschliessend die passenden Behandlungsmethoden den Fallbeispielen zu und begründen Sie diese Massnahmen fachlich korrekt.**

Behandlungsmöglichkeiten	Frau B.	Herr D.	Herr B.	Herr U.	Begründung der Massnahme
Anticholinergika, medikamentös					
Beckenbodentraining/ Physiotherapie					
Blasentraining/ Miktionstraining					
Botulinumtoxin-Einspritzungen in die Blasenwand					
Einlage eines transurethralen oder subrapubischen Dauerkatheters					
Inkontinenzhilfsmittel					
Inkontinenzfachberatung					
Operative Massnahmen					
Pessare Vaginalkonen					
Toilettentraining					

2.3 Kurzbeschreibung der verschiedenen Harninkontinenzformen

Belastungsinkontinenz bei der Frau

Die Belastungsinkontinenz ist die häufigste Form der Inkontinenz. Sie betrifft besonders Frauen im mittleren und höheren Lebensalter mit einer Schwäche der Beckenbodenmuskulatur. Meist ist diese Schwäche durch operative Eingriffe oder Geburten erworben, kann aber auch als Folge von Übergewicht oder hormoneller Störungen auftreten.
Sobald es zu einer Druckerhöhung im Bauchraum kommt, führt dies zum unwillkürlichen Urinabgang, da der Blaseninnendruck den Harnröhrenverschlussdruck übersteigt. Beim Husten, Niesen oder Lachen zeigt sich die verminderte Kontraktionsleistung der Sphinkter- bzw. Beckenbodenmuskulatur besonders deutlich und führt zum Harnverlust, ohne dass vorher ein Drang vorhanden war. Bei mittlerer Ausprägung der Belastungsinkontinenz kommt es bereits beim Gehen oder Treppensteigen, bei schwerer Ausprägung schon beim Aufstehen zu einem Harnverlust.

Belastungsinkontinenz beim Mann

Bei Männern tritt eine Belastungsinkontinenz fast ausschliesslich nach einer operativen Entfernung der Prostata auf, da die Harnröhre genau dort von der Prostata umschlossen ist, an welchem sich der innere Schliessmuskel befindet. Die Folge der operativen Entfernung ist eine Belastungsinkontinenz bei Druckerhöhung im Bauchraum mit typischem Harnverlust beim Lachen, Husten oder Niesen, bei stärkerer Ausprägung bereits beim Gehen(Grad II) oder Aufstehen (Grad III).

Dranginkontinenz

Bei der Dranginkontinenz kommt es zu einem unfreiwilligen Harnverlust, der mit einem nicht unterdrückbarem Harndrang verbunden ist. Dabei entleert sich typischerweise die ganze Blase. Die möglichen Ursachen sind eine zu geringe Dehnbarkeit der Blasenwand, eine überempfindliche Blase oder eine ungehemmte motorische Aktivität des Blasenmuskels. Es lässt sich in manchen Fällen aber keine Ursache finden.
Eine Detrusorüberaktivität bei Schädigung des Rückenmarks (z.B. Querschnittslähmung) geht in der Regel ohne Wahrnehmung von Harndrang bei reflexartiger Entleerung der Harnblase einher. Diese Form der DrangInkontinenz wurde deshalb früher als Reflexinkontinenz bezeichnet.

Mischinkontinenz

Bei einer Mischinkontinenz kommt es zu unfreiwilligem Harnverlust sowohl bei körperlicher Belastung als auch aufgrund von plötzlich auftretendem Harndrang. Von dieser Form der Inkontinenz sind häufig Frauen betroffen. Meist wird die Belastungsinkontinenz in den jüngeren Lebensjahren, z.B. durch Geburten, ausgelöst. In den späteren Lebensjahren stellt sich dann zusätzlich eine Harndranginkontinenz ein.

Inkontinenz bei chronischer Harnretention (Überlaufblase)

Im Vergleich zu einer akuten Harnretention ist die chronische Harnretention nicht schmerzhaft. Durch eine zunehmende Schwäche des Blasenmuskels oder aufgrund einer obstruktiven Verlegung der Harnröhre, wie z.B. bei einer Prostatavergrösserung, kommt es zur unvollständigen und erschwerten Entleerung der Harnblase. «Symptome, die auf eine Harnretention hinweisen können, sind verzögerter Start der Miktion, Nachträufeln von Urin nach der Miktion, Pressen beim Wasserlassen mit schwachem Harnstrahl, häufiges Wasserlassen, Harndrang, Nykturie sowie das Empfinden einer nicht entleerten Blase. Diese Form der Harninkontinenz kann die Gesundheit sehr bedrohen. Durch die Bestimmung des Restharns kann eine Abgrenzung zur Dranginkontinenz erfolgen» (Hayder/Kuno/Müller 2008, S.57).

Harninkontinenz aufgrund von funktionellen Veränderungen

«Nach NANDA (2003) wird als «Funktionelle Inkontinenz» die Unfähigkeit eines normalerweise kontinenten Menschen bezeichnet, die Toilette rechtzeitig zu erreichen, um so einen unfreiwilligen Urinabgang vermeiden zu können. Die Funktionelle Inkontinenz liegt dann vor, wenn aufgrund eingeschränkter Kognition und/oder eingeschränkter Mobilität der selbstständige Toilettengang erschwert ist, aber keine Störungen im Urogenitaltrakt vorliegen» (Hayder/Kuno/Müller 2008, S.51).

Literatur:

Behrens, J./Langer, G. (Hrsg.) (2010): *Handbuch Evidence-based Nursing.* Externe Evidence für die Pflegepraxis. Bern: Huber.

Deutsches Netzwerk für Qualitätssicherung in der Pflege (DNQP) (2006): *Expertenstandard Förderung der Harnkontinenz in der Pflege.* Osnabrück: Selbstverlag.

Hayder, D./Kuno, E./Müller, M. (2008): K*ontinenz – Inkontinenz –Kontinenzförderung.* Bern: Huber.

NANDA International (2010): *Pflegediagnosen, Definitionen und Klassifikationen, 2009–2011.* Kassel: RECOM.

Schewior-Popp, S. et al. (Hrsg.) (2009): *Thiemes Pflege.* Stuttgart: Thieme.

Schön, G./Seltenreich, M. (2011): *Inkontinenz. Ein mutmachender Ratgeber für Betroffene, Angehörige und Pflegende.* Wien: Maudrich.

Perabo. F/Müller., S.C. (Hrsg.) (2009): *Inkontinenz: Fragen und Antworten.* Köln: Deutscher Ärzte-Verlag.

van der Weide, M. (2001): *Inkontinenz, Pflegediagnosen und Pflegeinterventionen.* Bern: Huber.

www.dieblase.de [4.1.2012].

www.icsoffice.org [4.1.2012].

Inkontinenzform	Medizinisch korrekte Bezeichnung (ICS,2002*)	Definition nach NANDA International, 2009	Art des Problems	Symptomatik
Belastungsinkontinenz	**Belastungsinkontinenz (vor 2002: Stressinkontinenz)**	Unfreiwilliger Urinverlust synchron mit körperlicher Belastung einhergehend (z.B. Hustenstoss, Niesen). Es liegt eine Störung der Speicherfunktion der Blase vor.	Speicherproblem (Harnverlust)	Harnverlust bei Husten, Niesen, Lachen
Dranginkontinenz	**Detrusorüberaktivität – neurogen – symptomatisch – idopathisch**	Unwillkürlicher Harnabgang, der kurz nach einem starken Harndrang auftritt – aufgrund einer Überempfindlichkeit der Blase (symptomatisch) – aufgrund einer neurologischen Erkrankung (neurogen) – aus unbekannter Ursache (idiopathisch)	Speicherproblem (Harnverlust)	Harnverlust mit einem Drang einhergehend Häufiges Urinieren von kleinen Mengen bei vollständiger Miktion
Reflexinkontinenz (bis 2002)	**Neurogene Detrusorüberaktivität ohne Harndrang**	Unwillkürlicher Urinabgang in annähernd vorhersagbaren Intervallen, sobald ein bestimmtes Blasenvolumen erreicht ist.	Problem mit der willkürlichen Harnentleerung aufgrund einer Unterbrechung der Nervenbahnen im ZNS	Reflektorische Entleerung der Blase durch Dehnungsreflexes
Mischinkontinenz (Belastungs- und Dranginkontinenz)	**Mischinkontinenz**	Unwillkürlicher Harnabgang, welcher sowohl neurologisch als auch auf Grund einer körperlichen Belastung ausgelöst wird.	Speicherproblem (Harnverlust)	Harnverlust beim Husten und Niesen Harnverlust mit Drang
Überlaufinkontinenz	**Chronische Harnretention mit Harnverlust**	Unwillkürlicher Urinabgang verbunden mit einer Überdehnung der Blase	Entleerungsproblem (Harnverhalten)	Erhöhter Restharn Gefüllte Blase vom Arzt tastbar Unfreiwilliger Harnverlust
Funktionelle Inkontinenz		Unfähigkeit einer normalerweise kontinenten Person, rechtzeitig zur Toilette zu gelangen, um unbeabsichtigten Urinabgang zu vermeiden.		

*International Continence Society (Internationale Vereinigung von Fachärzten und Experten, die sich mit dem Thema «Inkontinenz» auseinandersetzen)

3 HANDLUNGSABLÄUFE

3.1 Sterile Handschuhe anziehen – Handlungsablauf

HANDLUNGSSCHRITTE	BESCHREIBUNG	BEGRÜNDUNG	HINWEISE
Vorbereitung			
Hygieneregeln beachten	Informieren Sie sich in der Dokumentation über die genaue Verordnung und prüfen Sie, ob bei der Intervention das Tragen von sterilen Handschuhen vorgegeben ist.	Die Regeln der Asepsis und Antisepsis müssen bekannt sein und beherrscht werden, damit Infektionen gezielt verhindert werden können. Dass die Handlung an Sie delegiert wurde, bedeutet, dass Sie für die korrekte Ausführung auch verantwortlich und haftbar sind.	Sollten Sie nicht sicher sein, ziehen Sie die Literatur zur Hygiene hinzu oder lassen Sie sich die Regeln nochmals von einer dipl. Pflegefachperson erklären.
Material vorbereiten	Überprüfen Sie die Handschuhe auf ihre Grösse und Sterilität.	Die richtige Grösse erleichtert das effiziente und sterile Arbeiten. Zur Reduktion von nosokomialen Infekten ist absolute Sterilität des Materials dann notwendig, wenn bei Interventionen die natürliche Schutzbarriere des Körpers verletzt wird und Bakterien in das Körperinnere gelangen könnten.	Beachten Sie dazu hausinterne Hygieneregeln. Die Grösse der sterilen Handschuhe ist genormt. Wenn sie nicht bekannt ist, kann sie anhand unsteriler Handschuhe überprüft werden.
Einrichten des Arbeitsplatzes und der Arbeitsfläche	Vermeiden Sie im Zimmer der Patientin/des Patienten Zugluft, schliessen Sie die Fenster und halten Sie die persönlichen antiseptischen Regeln ein. Desinfizieren Sie sich die Hände und reinigen Sie anschliessend die Ablagefläche mit einer Feucht-Wischdesinfektion.	Bei Arbeiten, die mit sterilem Material durchgeführt werden, ist das Kontaminationsrisiko durch antiseptische Massnahmen zu reduzieren.	Verwenden Sie für die Hände und die Ablagefläche die im Hause jeweils gebräuchlichen Desinfektionsmittel.
Durchführung			
Sterile Handschuhe auspacken	Öffnen Sie die äussere Verpackung der sterilen Handschuhe und entsorgen Sie sie direkt in den Abfalleimer. Fassen Sie die sterile innere Verpackung von aussen her und klappen Sie sie ein erstes Mal auf. Klappen Sie den oberen und unteren Rand ebenfalls nach oben bzw. unten auf.	Sterile Handschuhe sind doppelt verpackt, damit sie auf einer sterilen Fläche vorbereitet oder steril angereicht werden können.	

HANDLUNGSSCHRITTE	BESCHREIBUNG	BEGRÜNDUNG	HINWEISE
Durchführung			
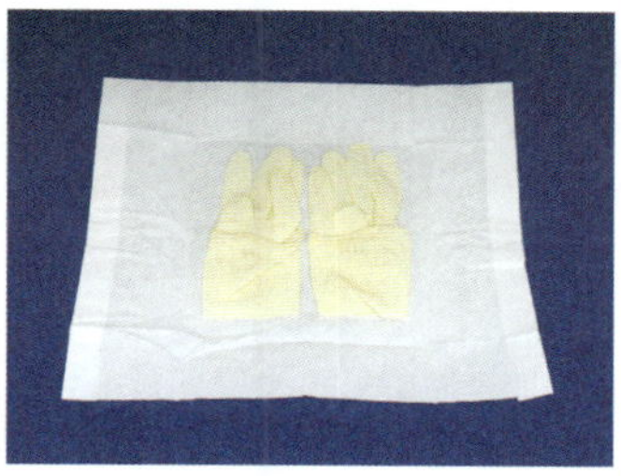 → SEITE 33	Fassen Sie den umgeschlagenen Papierfalz beidseitig von aussen und ziehen Sie die innere Verpackung ganz auf. Platzieren Sie die Handschuhe so, dass die Öffnung zu Ihnen gerichtet ist.		
Sterile Handschuhe anziehen 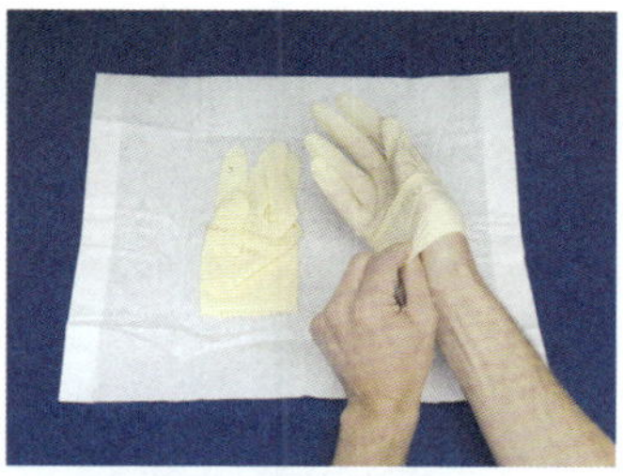 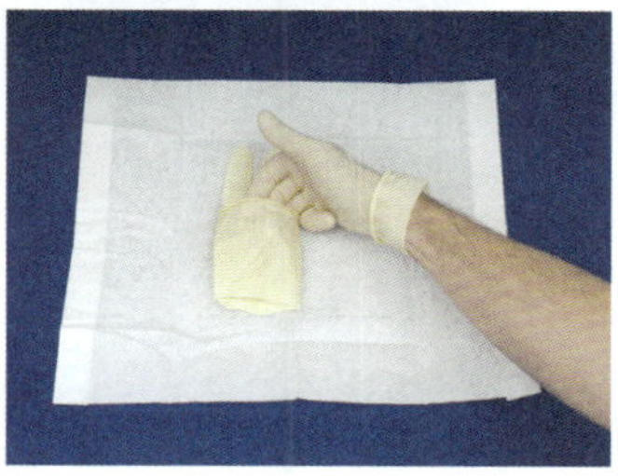 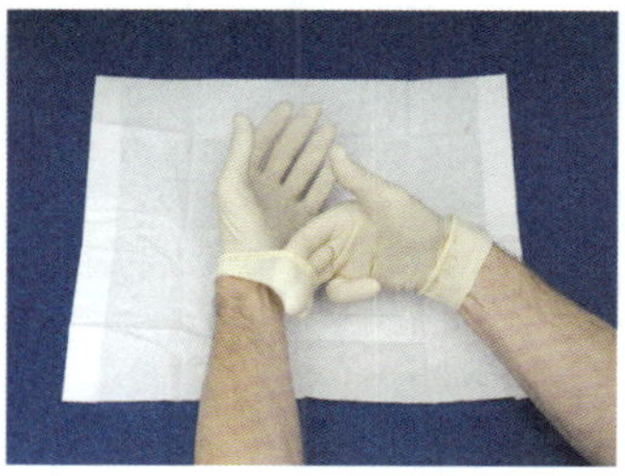 → SEITE 33/34	Schieben Sie die führende Hand (Rechtshänder rechts und umgekehrt) von der Handschuhöffnung her mit der Handfläche nach oben in den Handschuh hinein. Fassen Sie mit der anderen Hand den Handschuh unten (vom Handgelenk her) am umgeschlagenen Teil auf der *Handschuhinnenseite* und ziehen Sie ihn über die Hand. Nun schieben Sie die Finger der sterilen Hand beim verbleibenden Handschuh von den Fingern her unter den Umschlag (Handschuhaussenseite), heben die Handschuhöffnung an und fahren mit der noch unsterilen Hand hinein. Ziehen Sie jetzt den zweiten Handschuh über die Hand, wobei die Finger der führenden Hand immer unter dem Umschlag verborgen bleiben müssen.	Sterile Handschuhe sind so verpackt, dass der rechte Handschuh rechts vom linken und auf beiden Seiten der Daumen nach aussen liegt. Die Handschuhe liegen also mit der Handinnenseite nach oben auf der sterilen inneren Verpackung. Das abwechselnde Fassen von der Innen- bzw. Aussenseite her garantiert ein kontaminationsloses Anziehen der Handschuhe.	

HANDLUNGSSCHRITTE	BESCHREIBUNG	BEGRÜNDUNG	HINWEISE
Nachsorge			
Optimalen Schutz garantieren	Versichern Sie sich, dass Sie die Sterilität der Handschuhe wahren konnten. Sollte dies nicht der Fall sein, ziehen Sie ein neues Paar über.	Die Sicherheit der Patientin/des Patienten wird erhöht.	Sobald Sie die sterilen Handschuhe einmal angezogen haben, dürfen Sie keine unsterilen Gegenstände mehr berühren.
Materialentsorgung 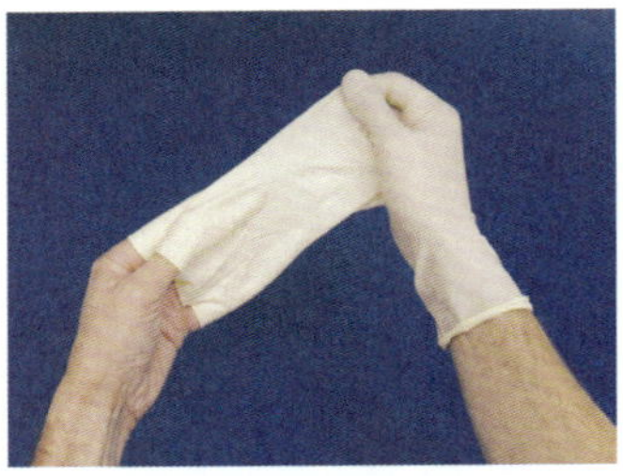 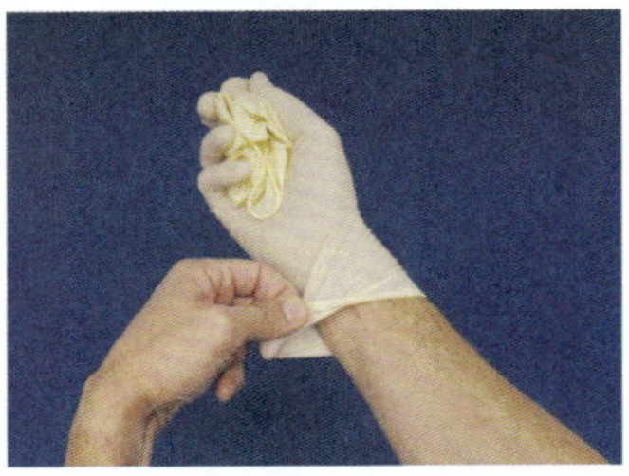 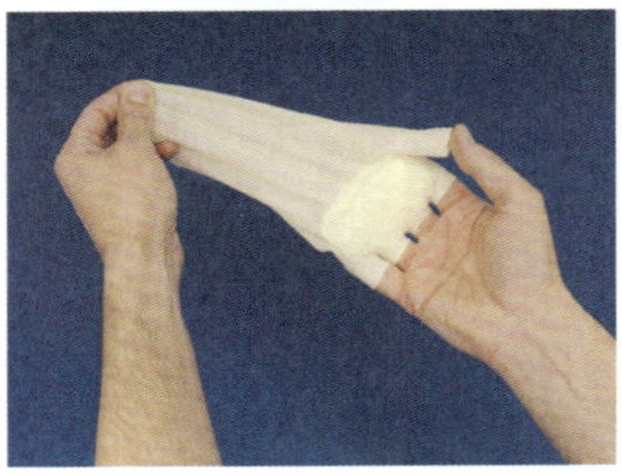 → SEITE 35/36	Ziehen Sie die Handschuhe nach der Intervention so aus, dass beim ersten die Innenseite vom Handgelenk aus über die Hand gezogen wird. Der ausgezogene Handschuh wird in der anderen Hand zusammengeknüllt, bevor der zweite Handschuh ebenfalls mit der Innenseite über die Hand gezogen wird. Entsorgen Sie die verschmutzten Handschuhe direkt in den Abfalleimer.	Durch das Überstülpen der Innenseite nach aussen, werden Verunreinigungen eingeschlossen.	

STERILE HANDSCHUHE ANZIEHEN

Sterile Handschuhe sind paarweise abgepackt. Wenn die offene Seite der Handschuhe zu Ihnen gerichtet ist, liegt der Handschuh für die linke Hand auf der linken Seite und umgekehrt.

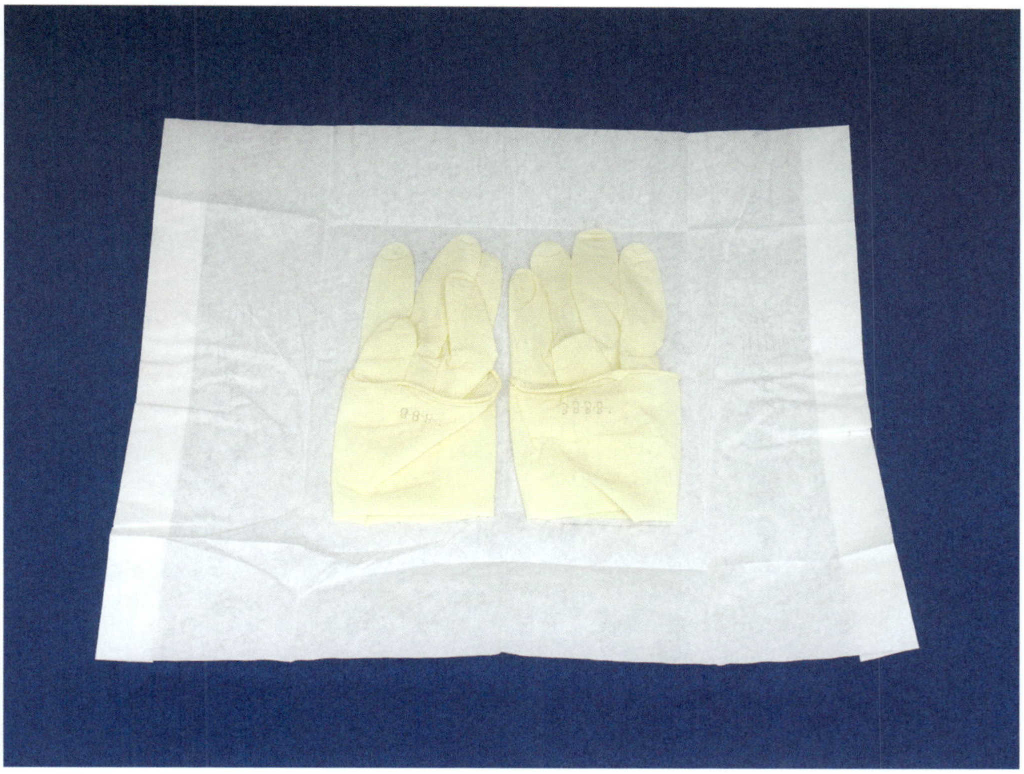

Fassen Sie den ersten Handschuh mit der helfenden Hand ausschliesslich am umgeschlagenen Teil (Innenseite), um eine Kontamination der Aussenseite zu vermeiden.

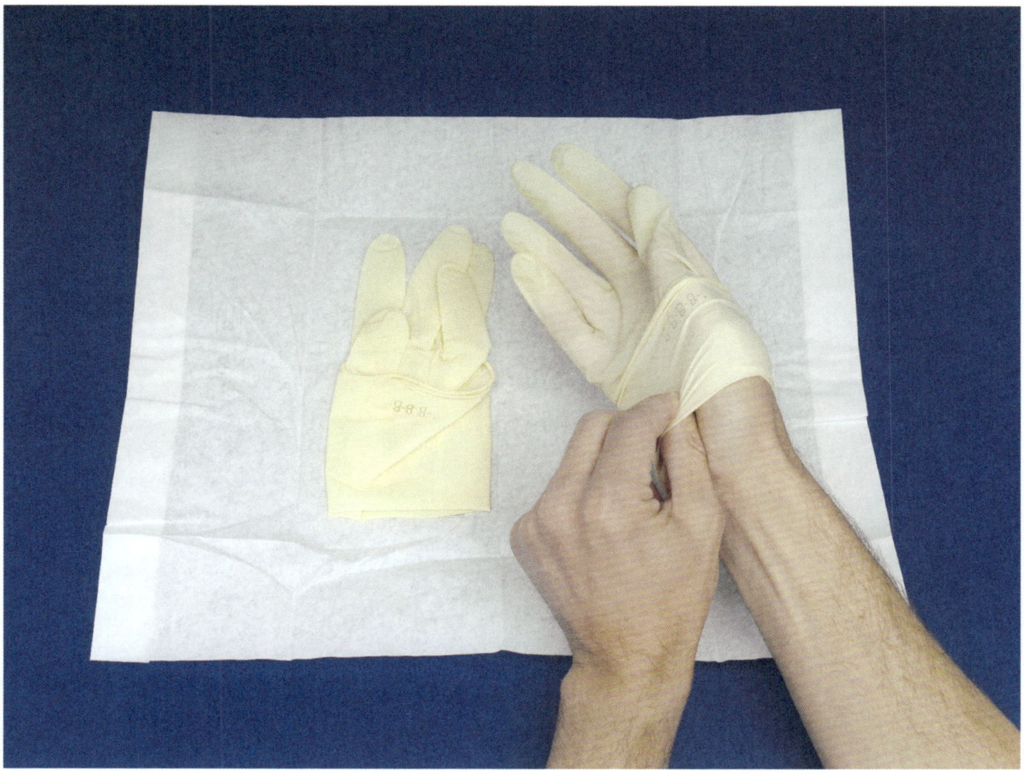

Mit der sterilen Hand greifen Sie nun unter den Umschlag und öffnen damit den zweiten Handschuh, um mit der unsterilen Hand in die Öffnung hineinzufahren.

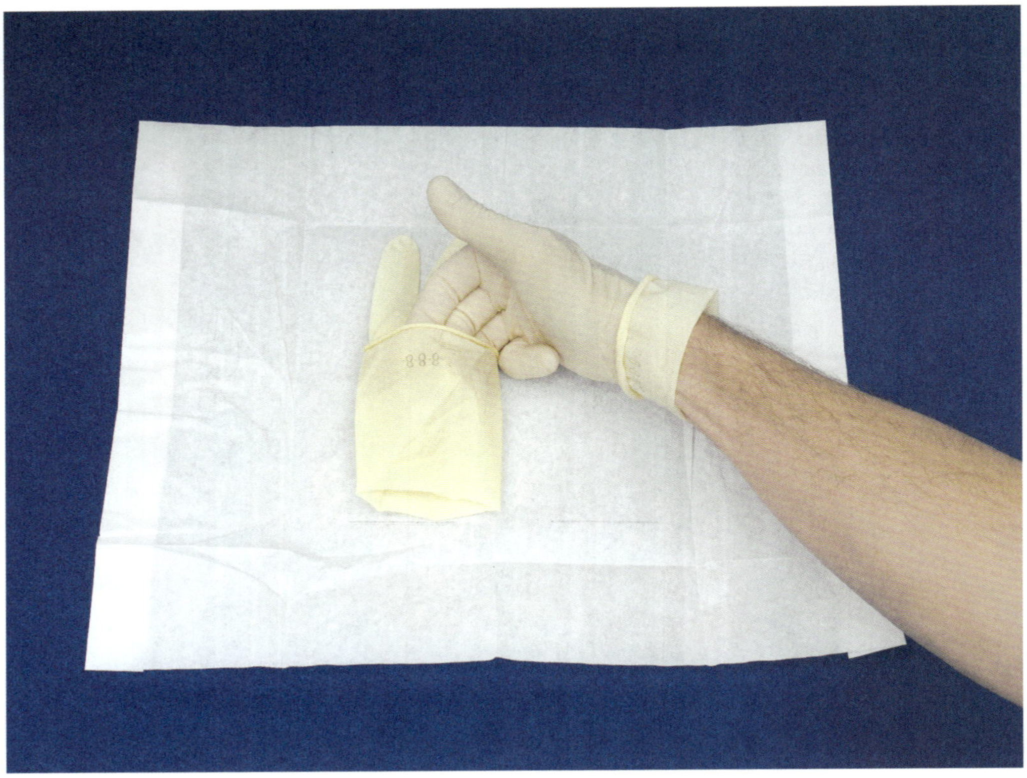

Achten Sie darauf, dass Sie mit der sterilen Hand nur die Aussenseite des zweiten Handschuhs berühren.
Greifen Sie mit den Fingern der führenden Hand ausschliesslich unter den umgeschlagenen Teil.
Sie verhindern damit eine mögliche Kontamination.

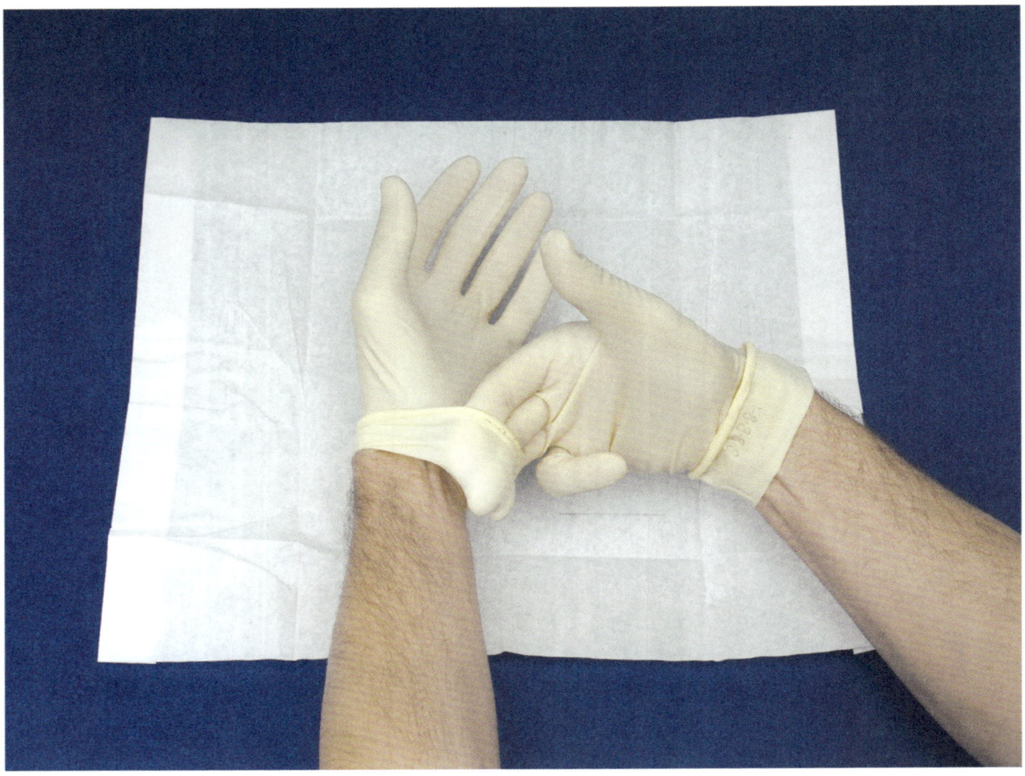

STERILE HANDSCHUHE AUSZIEHEN

Ziehen Sie den ersten Handschuh vom Handgelenk aus so über die Hand, dass die Aussenseite nach innen gekehrt wird.

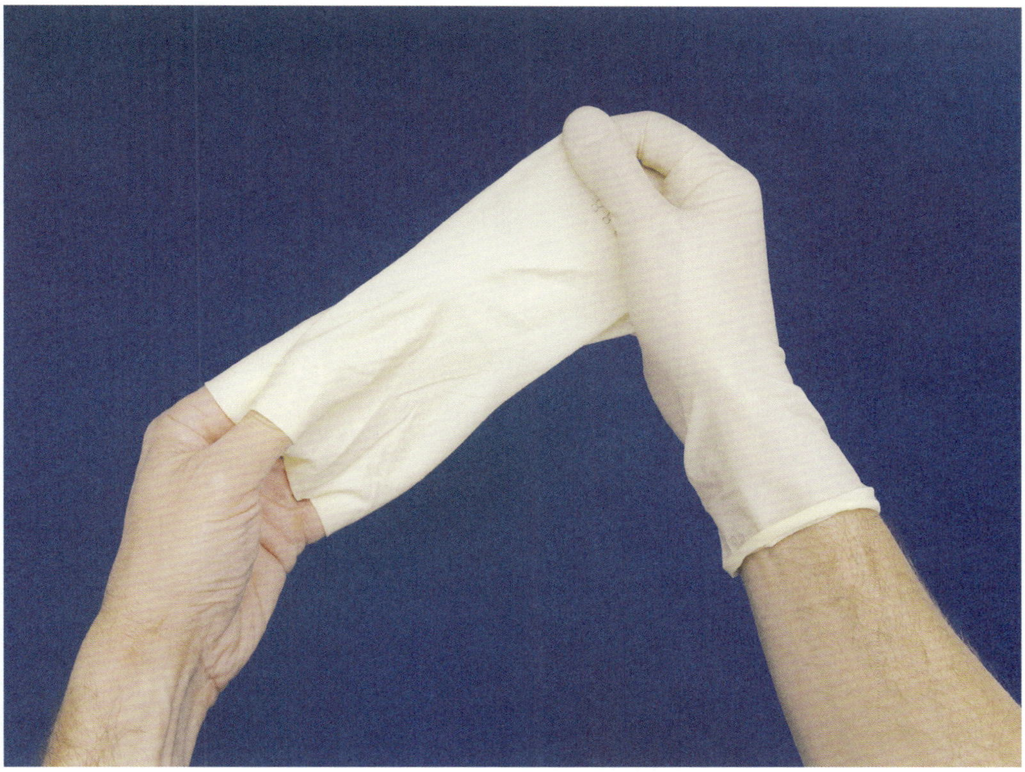

Den zerknüllten Handschuh nehmen Sie in die andere Hand und ziehen den zweiten Handschuh auf dieselbe Art über die Hand.

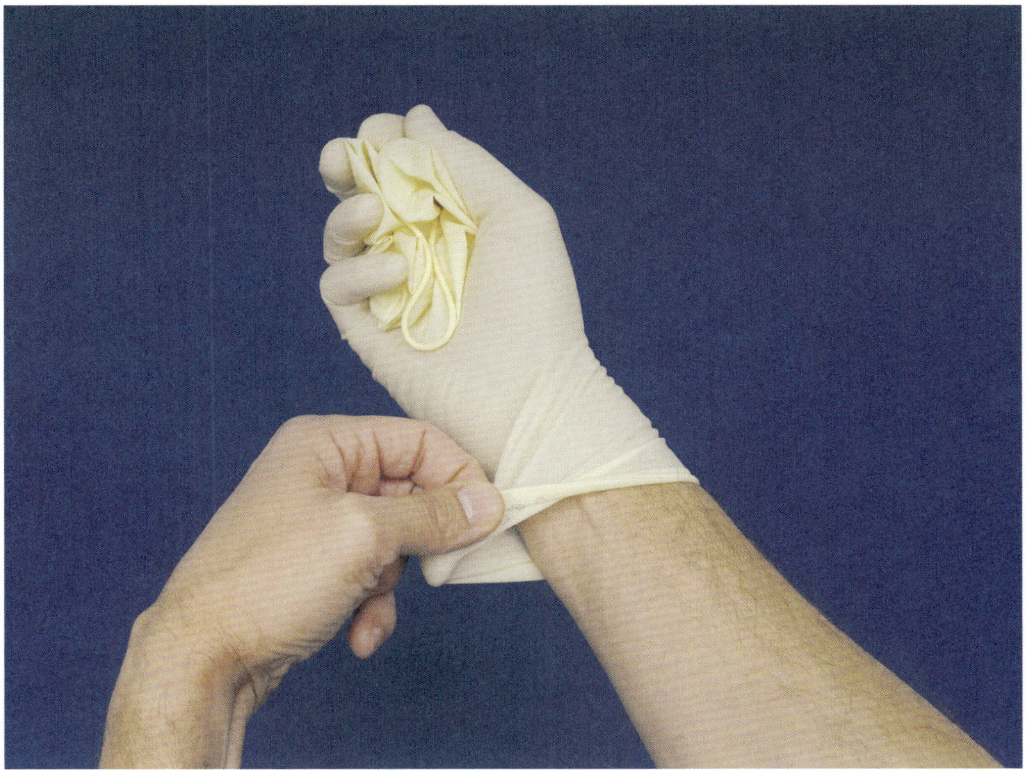

Mögliche Verunreinigungen werden durch das Umstülpen der Handschuhe eingeschlossen, und eine Verbreitung wird verhindert.
Die gebrauchten Handschuhe werden direkt entsorgt.

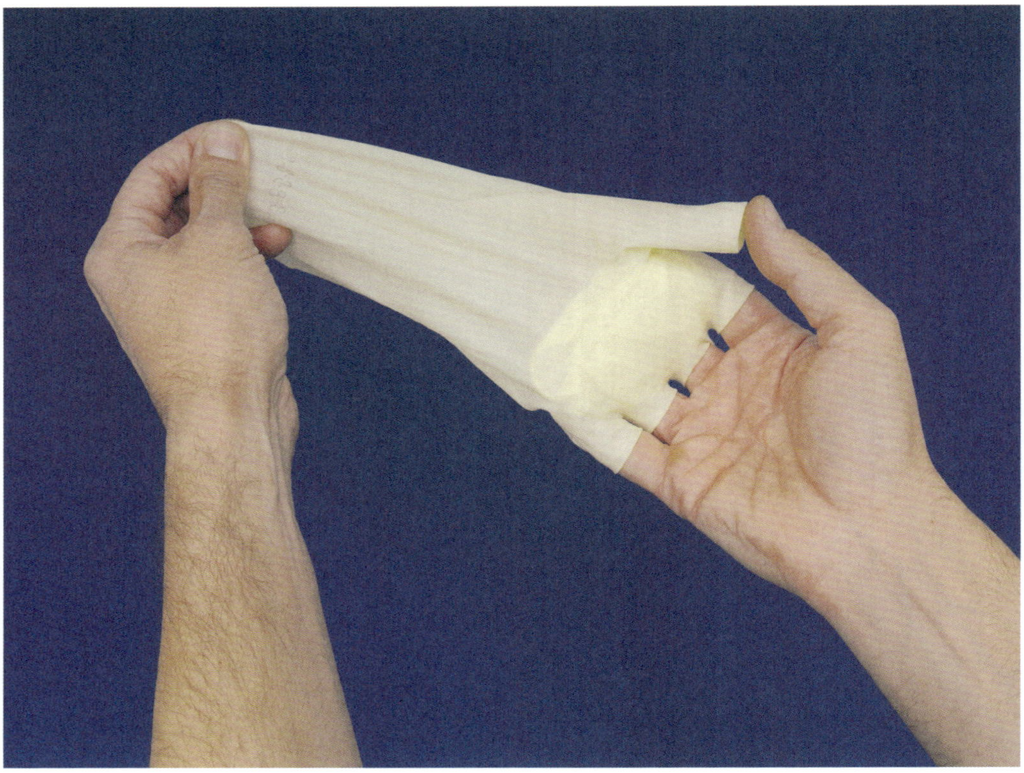

STERILE HANDSCHUHE ANZIEHEN – ARBEITSAUFTRAG

Auftrag

Führen Sie auf der Grundlage der vorhandenen Kenntnisse den Handlungsablauf *Sterile Handschuhe anziehen* als vorbereitende Massnahme zur Kathetereinlage durch.

Sozialform

Paararbeit

Verteilen Sie nach der Demonstration folgende Rollen:
- 1 Pflegefachperson
- 1 Beobachterin/Beobachter

Einigen Sie sich, wer zuerst die Rolle der/des Pflegenden übernimmt. Wechseln Sie sich ab, sodass beide das Anziehen steriler Handschuhe üben können.

Medien

Die Pflegefachperson benutzt den Handlungsablauf und die Beobachterin die Beobachtungscheckliste zur Überprüfung und Unterstützung.

Zeit

20 Minuten

Feedback nach der Übung

Pflegefachperson

- Was ist mir gut gelungen?
- Wo fühlte ich mich sicher?
- Wo traten Schwierigkeiten oder Unsicherheiten auf?
- Welche Erkenntnisse ziehe ich daraus?

Beobachterin/ Beobachter

- Wurde das benötigte Material vollständig und korrekt gerichtet?
- War das Vorgehen gemäss der Beobachtungscheckliste sorgfältig und korrekt?
- Wurde bei Unklarheiten nachgefragt?
- Wurden die Prinzipien der Asepsis und Antisepsis eingehalten?

Merken Sie sich die Grösse der Handschuhe, die Ihnen optimal passen.
Überlegungen zum Ablauf werden in der Abschlussphase gemeinsam reflektiert.

Sterile Handschuhe anziehen – Beobachtungscheckliste

HANDLUNGSSCHRITTE	BESCHREIBUNG	BEGRÜNDUNG	BEOBACHTUNGEN
Vorbereitung			
Hygieneregeln beachten	Informieren Sie sich in der Dokumentation über die genaue Verordnung und prüfen Sie, ob bei der Intervention das Tragen von sterilen Handschuhen vorgegeben ist.	Die Regeln der Asepsis und Antisepsis müssen bekannt sein und beherrscht werden, damit Infektionen gezielt verhindert werden können. Dass die Handlung an Sie delegiert wurde, bedeutet, dass Sie für die korrekte Ausführung auch verantwortlich und haftbar sind.	☐ richtig ☐ falsch ☐ nicht ausgeführt
Material vorbereiten	Überprüfen Sie die Handschuhe auf ihre Grösse und Sterilität.	Die richtige Grösse erleichtert das effiziente und sterile Arbeiten. Zur Reduktion von nosokomialen Infekten ist absolute Sterilität des Materials dann notwendig, wenn bei Interventionen die natürliche Schutzbarriere des Körpers verletzt wird und Bakterien in das Körperinnere gelangen könnten.	☐ richtig ☐ falsch ☐ nicht ausgeführt
Einrichten des Arbeitsplatzes und der Arbeitsfläche	Vermeiden Sie im Zimmer der Patientin/des Patienten Zugluft, schliessen Sie die Fenster und halten Sie die persönlichen antiseptischen Regeln ein. Desinfizieren Sie sich die Hände und reinigen Sie anschliessend die Ablagefläche mit einer Feucht-Wischdesinfektion.	Bei Arbeiten, die mit sterilem Material durchgeführt werden, ist das Kontaminationsrisiko durch antiseptische Massnahmen zu reduzieren.	☐ richtig ☐ falsch ☐ nicht ausgeführt
Durchführung			
Sterile Handschuhe auspacken	Öffnen Sie die äussere Verpackung der sterilen Handschuhe und entsorgen Sie sie direkt in den Abfalleimer. Fassen Sie die sterile innere Verpackung von aussen her und klappen Sie sie ein erstes Mal auf. Klappen Sie den oberen und unteren Rand ebenfalls nach oben bzw. unten auf.	Sterile Handschuhe sind doppelt verpackt, damit sie auf einer sterilen Fläche vorbereitet oder steril angereicht werden können.	☐ richtig ☐ falsch ☐ nicht ausgeführt

HANDLUNGSSCHRITTE	BESCHREIBUNG	BEGRÜNDUNG	BEOBACHTUNGEN
Durchführung			
	Fassen Sie den umgeschlagenen Papierfalz beidseitig von aussen und ziehen Sie die innere Verpackung ganz auf. Platzieren Sie die Handschuhe so, dass die Öffnung zu Ihnen gerichtet ist.		☐ richtig ☐ falsch ☐ nicht ausgeführt
Sterile Handschuhe anziehen	Schieben Sie die führende Hand (Rechtshänder rechts und umgekehrt) von der Handschuhöffnung her mit der Handfläche nach oben in den Handschuh hinein. Fassen Sie mit der anderen Hand den Handschuh unten (vom Handgelenk her) am umgeschlagenen Teil auf der *Handschuhinnenseite* und ziehen Sie ihn über die Hand.	Sterile Handschuhe sind so verpackt, dass der rechte Handschuh rechts vom linken und auf beiden Seiten der Daumen nach aussen liegt. Die Handschuhe liegen also mit der Handinnenseite nach oben auf der sterilen inneren Verpackung. Das abwechselnde Fassen von der Innen- bzw. Aussenseite her garantiert ein kontaminationsloses Anziehen der Handschuhe.	☐ richtig ☐ falsch ☐ nicht ausgeführt
	Nun schieben Sie die Finger der sterilen Hand beim verbleibenden Handschuh von den Fingern her unter den Umschlag (Handschuhaussenseite), heben die Handschuhöffnung an und fahren mit der noch unsterilen Hand hinein.		☐ richtig ☐ falsch ☐ nicht ausgeführt
	Ziehen Sie jetzt den zweiten Handschuh über die Hand, wobei die Finger der führenden Hand immer unter dem Umschlag verborgen bleiben müssen.		☐ richtig ☐ falsch ☐ nicht ausgeführt

HANDLUNGSSCHRITTE	BESCHREIBUNG	BEGRÜNDUNG	BEOBACHTUNGEN
Nachsorge			
Optimalen Schutz garantieren	Versichern Sie sich, dass Sie die Sterilität der Handschuhe wahren konnten. Sollte dies nicht der Fall sein, ziehen Sie ein neues Paar über.	Die Sicherheit der Patientin/des Patienten wird erhöht.	☐ richtig ☐ falsch ☐ nicht ausgeführt
Materialentsorgung	Ziehen Sie die Handschuhe nach der Intervention so aus, dass beim ersten die Innenseite vom Handgelenk aus über die Hand gezogen wird. Der ausgezogene Handschuh wird in der anderen Hand zusammengeknüllt, bevor der zweite Handschuh ebenfalls mit der Innenseite über die Hand gezogen wird. Entsorgen Sie die verschmutzten Handschuhe direkt in den Abfalleimer.	Durch das Überstülpen der Innenseite nach aussen, werden Verunreinigungen eingeschlossen.	☐ richtig ☐ falsch ☐ nicht ausgeführt

Notizen

3.2 Einen transurethralen Blasendauerkatheter legen – mit Assistenz – Handlungsablauf

HANDLUNGSSCHRITTE	AUSFÜHRENDE	ASSISTENZ	BEGRÜNDUNG	HINWEISE
Vorbereitung				
Kenntnisse prüfen	Prüfen Sie, ob Ihre Kenntnisse über Indikation, Durchführung und mögliche Komplikationen der Handlung und deren Bedeutung für die Patientin/den Patienten ausreichend sind.		Es muss für eine korrekte und situationsgerechte Durchführung der Handlung jederzeit Gewähr bestehen.	Sollten Sie sich nicht sicher fühlen, ziehen Sie eine dipl. Pflegefachperson zurate und lassen Sie sich die Handlung und das notwendige Fachwissen nochmals erklären.
Verordnung und Dokumentation prüfen	Informieren Sie sich in der Dokumentation über die genaue Verordnung. Bei Latexallergien muss ein Silikonkatheter verordnet werden.		Dass die Handlung an Sie delegiert wird, bedeutet, dass Sie für die korrekte Ausführung verantwortlich und haftbar sind.	*Bei der Frau:* Beachten Sie besonders die verordnete Kathetergrösse in Charrière (Ch) und das Material (Silikon, Latex usw.) *Beim Mann:* Beachten Sie die verordnete Kathetergrösse in Ch, den Typ (Nélaton, Tiemann usw.) und das Material.
Information/emotionale Situation der Patientin/des Patienten	Versichern Sie sich, dass die Patientin/der Patient vom Arzt über die Einlage eines transurethralen Blasenkatheters informiert wurde, und klären Sie gegebenenfalls verbleibende Fragen und Unsicherheiten.		Die Patientin/der Patient hat das ethisch begründbare Recht auf eine umfassende Information. Die transurethrale Blasenkatheterisierung stellt einen Eingriff in die Intimsphäre dar und kann mit Angst- und Schamgefühlen einhergehen.	Die Intervention setzt neben Handlungskompetenz auch psychologisches Feingefühl und Respekt voraus.

HANDLUNGSSCHRITTE	AUSFÜHRENDE	ASSISTENZ	BEGRÜNDUNG	HINWEISE
Vorbereitung				
Material vorbereiten	Händedesinfektion. Legen Sie das notwendige sterile Material auf einem desinfizierten Wagen bereit: – Einmalhandschuhe, – Abfallbehälter, – Schutzunterlage, – Händedesinfektionsmittel, – 2 Dauerkatheter, – 1 steriles Abdecktuch, um eine sterile Ablagefläche zur Verfügung zu haben, – 1 Paar sterile Handschuhe und eine sterile anatomische Pinzette *oder* 2 Paar sterile Handschuhe, – Schleimhautdesinfektionsmittel mit einer sterilen Schale, – 6 sterile Kugeltupfer, – Gleitmittel, evtl. mit anästhesierender Wirkung (z.B. Instillagel®), – 1 sterile Auffangschale für den Urin, – Urinableitungssystem mit Rückflussventil, Aufhängevorrichtung, – 10-ml-Spritze mit Aufziehnadel und 10 ml *Aqua destillata* zum Füllen des Katheterballons. Überprüfen Sie bei allen sterilen Materialien das Ablaufdatum.	Händedesinfektion. Helfen Sie nach Absprache beim Bereitstellen des Materials.	 Es besteht Gewähr für eine ökonomische, prozesshafte und situationsgerechte Ausführung der Pflegeintervention. Zur Reduktion nosokomialer Infekte bei der Einlage von Drainagen in das Körperinnere ist absolute Sterilität des Materials Voraussetzung.	Vor der Kathetereinlage ist generell eine Intimpflege vorzunehmen. Beachten Sie im Weiteren den Hausstandard: – Wenn Sie die Kathetereinlage oder die Schleimhautdesinfektion nicht mit der Pinzette vornehmen, benötigen Sie 2 Paar sterile Handschuhe. – Verwenden Sie evtl. 1 steriles Lochtuch. – Der zweite Katheter ist als Reserve gedacht. – Erkundigen Sie sich, ob ein Katheterset zur Verfügung steht und welches Material darin enthalten ist.

HANDLUNGSSCHRITTE	AUSFÜHRENDE	ASSISTENZ	BEGRÜNDUNG	HINWEISE
Vorbereitung				
Vorbereiten des Zimmers	Halten Sie die persönlichen antiseptischen Regeln ein (Hände waschen, desinfizieren usw.).	Vermeiden Sie im Zimmer der Patientin/des Patienten Zugluft, schliessen Sie die Fenster und halten Sie die persönlichen antiseptischen Regeln ein (Hände waschen, desinfizieren usw.)	Damit wird eine Kontamination des Materials verhindert und das Risiko nosokomialer Infektionen reduziert.	
	Stellen Sie ein ungestörtes Arbeiten sicher (Mitpatientinnen/en, Besucher/innen usw.), installieren Sie den Blickschutz, sorgen Sie für ausreichende Beleuchtung.		Die Intim- und Privatsphäre der Patientin/des Patienten soll so weit als möglich beachtet werden. Sie sorgen so zugleich für optimale, effiziente Arbeitsbedingungen.	
Material auf der Arbeitsfläche vorbereiten	Trennen Sie die Arbeitsfläche in einen sterilen und einen unsterilen Bereich. Bereiten Sie den Abfalleimer vor (Abwurf). Auf der unsterilen Fläche legen Sie ungeöffnet die folgenden Materialien bereit: Einmalhandschuhe, Hände- und Schleimhautdesinfektionsmittel, Urinableitesystem, 1 Paar sterile Handschuhe, 10-ml-Spritze, Nadel, *Aqua destillata* und Gleitmittel. Schaffen Sie mit dem Abdecktuch eine sterile Fläche. Öffnen Sie unter Berücksichtigung der Asepsis das Kathe-	Entfernen Sie die äussere Verpackung des Katheters.	Korrektes und systematisches Anordnen des Materials ermöglicht das Arbeiten nach aseptischen Prinzipien und die sofortige Entsorgung des verschmutzten Materials.	Die Vorbereitung der Arbeitsfläche erfolgt gemäss *Training & Transfer Pflege, Heft 4, Wundversorgung,* Handlungsablauf *Steriles Material bereitstellen.* Harnwegsinfektionen zählen zu den häufigsten nosokomialen Infektionen. Bis zu 40 % davon sind auf die Einlage eines Blasendauerkatheters zurückzuführen. Die Beachtung der Hygienerichtlinien ist also unabdingbar.

HANDLUNGSSCHRITTE	AUSFÜHRENDE	ASSISTENZ	BEGRÜNDUNG	HINWEISE
Vorbereitung				
	terset oder die einzelnen sterilen Materialien (evtl. Pinzette, sterile Schale mit Kugeltupfern, Urinauffangschale) und ordnen Sie es ohne Kontamination auf der sterilen Fläche an.			
Durchführung an der Patientin				
♀ **Betreuung der Patientin während der Katheterisierung**	Informieren Sie die Patientin während der Katheterisierung laufend über alle Schritte und beobachten Sie sie regelmässig.		Informationen geben der Patientin das Gefühl von Kontrolle und Sicherheit. Sie helfen, Ängste abzubauen. Gutes Beobachten hilft der Pflegefachperson, zu erkennen, ob die Prozedur für die Patientin schmerzhaft ist.	Tragen Sie evtl. einen Mundschutz.
Lagerung		Decken Sie die Patientin ab und halten Sie sie dazu an, sich in der Rückenlage hinzulegen, oder unterstützen Sie sie dabei. Schieben Sie die flüssigkeitsdichte Schutzunterlage unter das Becken der Patientin. Decken Sie die Patientin nochmals zu.	Durch eine optimale Lage kann die transurethrale Katheterisierung schnell und den aseptischen Richtlinien entsprechend korrekt durchgeführt werden.	Das Material muss so weit bereitstehen, dass die Katheterisierung sofort und effizient durchgeführt werden kann.
Desinfektion 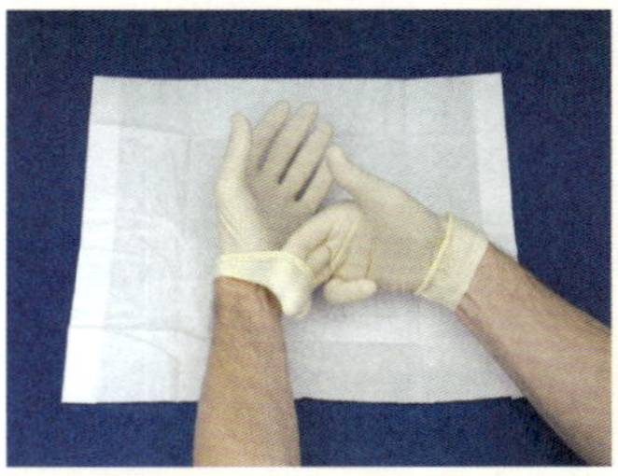 → SEITE 34	Ziehen Sie sterile Handschuhe an. Wird nicht mit der Pinzette gearbeitet, ziehen Sie an der führenden Hand einen zweiten sterilen Handschuh über. Breiten Sie evtl. das Lochtuch mit dem Schlitz nabelwärts so	Wenn nicht mit der Pinzette gearbeitet wird, reichen Sie das zweite Paar Handschuhe steril an. Decken Sie die Patientin ab und fordern Sie sie auf, beide Beine aufzustellen und zu spreizen, oder	Sterile Handschuhe gestatten aseptisches Arbeiten. Das Lochtuch verhindert die Kontamination des Katheters vor dem Einführen in die Harnröhre.	

HANDLUNGSSCHRITTE	AUSFÜHRENDE	ASSISTENZ	BEGRÜNDUNG	HINWEISE
Durchführung an der Patientin				
	aus, dass die Harnröhre gut zugänglich bleibt.	unterstützen Sie sie dabei.		
	Mit der nicht führenden Hand (Rechtshänder links und umgekehrt) spreizen Sie die Labien. Die Hand bleibt in dieser Position, bis der Katheter eingeführt ist. Machen Sie die Patientin darauf aufmerksam, dass das Desinfektionsmittel sich kalt anfühlt. Mit der Arbeitshand desinfizieren Sie nun die äusseren und inneren Labien mit je zwei Tupfern. Führen Sie die Wischdesinfektion von der Symphyse Richtung Anus durch, beachten Sie die Einwirkzeit des Mittels. Desinfizieren Sie mit dem fünften Tupfer die Harnröhre. Entsorgen Sie die Tupfer direkt in den Abfalleimer. Legen Sie den sechsten Tupfer vor die Vagina.	Tränken Sie die Kugeltupfer mit Schleimhautdesinfektionsmittel. Ziehen Sie in der 10-ml-Spritze *Aqua destillata* auf und legen Sie die gefüllte Spritze bereit.	Die Desinfektion dient der Beseitigung von Bakterien aus der Umgebung.	Die Desinfektion und Katheterisierung kann auf drei unterschiedliche Weisen erfolgen: 1. Die Desinfektion wird mit einem sterilen Handschuh durchgeführt, der Katheter wird mit einer sterilen Pinzette eingelegt. 2. Die Desinfektion wird mit der sterilen Pinzette durchgeführt, der Katheter wird mit einem sterilen Handschuh eingelegt. 3. Es werden an der führenden Hand (Rechtshänderinnen rechts und umgekehrt) zwei gut sitzende Handschuhe angezogen. Nach der Desinfektion von Hand wird der zweite Handschuh entfernt. Achten Sie dabei besonders auf die Sterilität des verbleibenden ersten Handschuhs.
Verschmutzten Handschuh ausziehen		Bei Variante 3 (Durchführung ohne Pinzette) ziehen Sie der ausführenden Pflegefachperson den verunreinigten Handschuh korrekt aus und entsorgen ihn in den Abfallbehälter.		Das korrekte Ausziehen der Handschuhe erfolgt gemäss dem Handlungsablauf *Sterile Handschuhe anziehen*.

HANDLUNGSSCHRITTE	AUSFÜHRENDE	ASSISTENZ	BEGRÜNDUNG	HINWEISE
Durchführung an der Patientin				
Gleitmittel einbringen	Tragen Sie Gleitmittel auf die Katheterspitze und um die Harnröhrenöffnung auf, den Rest bringen Sie in die Harnröhre ein. Führen Sie dazu die Spitze der Spritze vorsichtig in die Öffnung. Spritzen Sie das Gleitmittel sehr langsam in die Harnröhre. Entsorgen Sie die leere Spritze direkt in den Abfalleimer. Bei anästhesierendem Gleitmittel beachten Sie dessen Einwirkzeit.	Reichen Sie das Gleitmittel steril an. Danach öffnen Sie die innere Katheterverpackung an der Katheterspitze und halten sie Ihrer Kollegin unter Wahrung der Sterilität hin.	Durch das Gleitmittel werden Schleimhautverletzungen der Harnröhre vermieden – so lässt sich das Risiko von späterer Harnröhrenstrikturen vermindern. Die Schmerzlinderung durch das Lokalanästhetikum verhindert eine Kontraktion des *Musculus sphincter externus.*	
Katheter fassen	Stellen Sie die sterile Auffangschale zwischen die Beine der Patientin (auf das sterile Lochtuch). Fassen Sie den Katheter etwa 4 cm unterhalb der Spitze mit Daumen und Zeigefinger der Arbeitshand (oder mit der Pinzette), ziehen Sie ihn aus der Verpackung und klemmen Sie das Ende über dem Handrücken zwischen Ring- und kleinem Finger fest.	Reichen Sie den Katheter steril an.	So wird verhindert, dass Urin ins Bett fliesst. Urin für allfällige Untersuchungen kann aus der sterilen Schale entnommen werden. Das Katheterende wird vor Kontamination aus der unsterilen Umgebung geschützt.	

HANDLUNGSSCHRITTE	AUSFÜHRENDE	ASSISTENZ	BEGRÜNDUNG	HINWEISE
Durchführung an der Patientin				
Katheter einführen 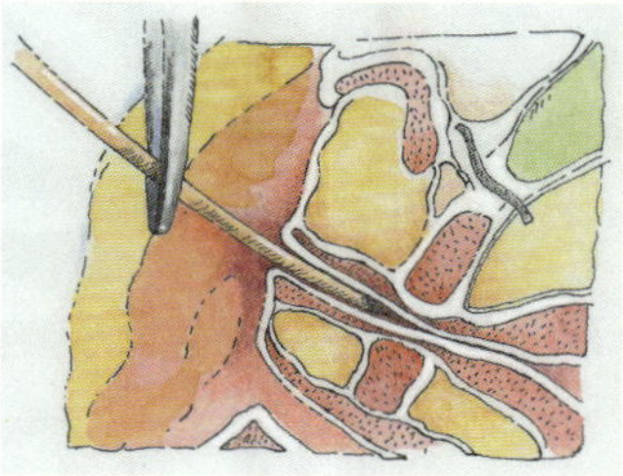 → SEITE 80	Führen Sie den Katheter durch Nachfassen so weit in die Harnröhre ein, bis Urin in die Auffangschale fliesst. Schieben Sie den Katheter um weitere 2–3 cm vor und fixieren Sie ihn nun mit der nicht führenden Hand in dieser Position.	Ziehen Sie Einmalhandschuhe an. Schliessen Sie den sterilen Urinableitungsschlauch am Katheterende an.	Der Ballon liegt hinter den Katheteraugen, durch die der Urin abfliesst. Das Vorschieben verhindert, dass der Ballon noch in der Harnröhre gefüllt wird.	
Katheter blocken 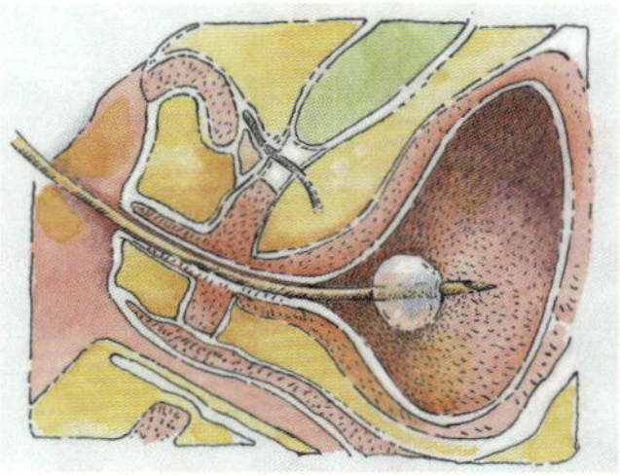 → SEITE 80	Füllen Sie den Ballon über das Ventil mit der vom Hersteller angegebenen Menge *Aqua destillata.* Fragen Sie die Patientin, ob sie dabei Schmerzen verspürt. Ziehen Sie den Katheter vorsichtig zurück, bis Widerstand spürbar wird.	Reichen Sie das aufgezogene *Aqua destillata* an. Befestigen Sie das sterile Urinauffangsystem.	Der Katheter wird durch den Ballon in der Blase gesichert, er kann nicht mehr herausrutschen. *Aqua destillata* kristallisiert nicht aus (anders als NaCl 0,9 %), sodass der Ballon vor dem Entfernen des Katheters jederzeit ohne Schwierigkeiten entleert werden kann. Falls Schmerzen auftreten, ist die Lage des Ballons nicht korrekt.	Sobald Sie als Ausführende die Spritze mit *Aqua destillata* entgegennehmen, ist Ihre Arbeitshand nicht mehr steril. Das Auffüllen des Ballons kann nach Absprache auch von der Assistenz durchgeführt werden.
Urinabfluss	Lassen Sie bei stark gefüllter Blase maximal 500 ml Urin abfliessen und klemmen Sie danach den Ableitungsschlauch des Auffangsystems mit einer Plastikklemme ab. Lassen Sie nach jeweils 30 Minuten Wartezeit weitere 500 ml Urin abfliessen, bis die Blase entleert ist.		Durch Ablassen von maximal 500 ml Urin kann ein Druckausgleich im kleinen Becken hergestellt werden. Eine Blasenatonie wird dadurch verhindert.	

HANDLUNGSSCHRITTE	AUSFÜHRENDE	ASSISTENZ	BEGRÜNDUNG	HINWEISE
Durchführung an der Patientin				
	Danach lassen Sie den Abfluss je nach Verordnung offen oder öffnen ihn intermittierend.			
Wohlbefinden fördern	Entfernen Sie den sechsten Tupfer vor der Vagina, die Auffangschale und das Lochtuch; reinigen Sie die Intimgegend der Patientin oder leiten Sie sie dabei an.	Unterstützen Sie die Patientin dabei, die gewünschte Lage einzunehmen.	Das Wohlbefinden der Patientin wird erhöht.	
Durchführung am Patienten				
♂ **Betreuung des Patienten während der Katheterisierung**	Informieren Sie den Patienten während der Katheterisierung laufend über alle Schritte und beobachten Sie ihn regelmässig.		Informationen geben dem Patienten das Gefühl von Kontrolle und Sicherheit und helfen, Ängste abzubauen. Gutes Beobachten hilft der Pflegefachperson, zu erkennen, ob die Prozedur für den Patienten schmerzhaft ist.	Tragen Sie evtl. einen Mundschutz.
Lagerung		Decken Sie den Patienten ab und halten Sie ihn an, sich in Rückenlage hinzulegen, oder unterstützen Sie ihn dabei. Die flüssigkeitsdichte Schutzunterlage wird unter das Becken des Patienten geschoben. Decken Sie den Patienten noch einmal zu.	Durch eine optimale Lage kann die transurethrale Blasenkatheterisierung schnell und den aseptischen Richtlinien entsprechend korrekt durchgeführt werden.	Das Material muss so weit bereitstehen, dass die Katheterisierung sofort und effizient durchgeführt werden kann.
Desinfektion	Ziehen Sie sterile Handschuhe an. Wird nicht mit der Pinzette gearbeitet, ziehen Sie an der führenden Hand ei-	Wenn nicht mit der Pinzette gearbeitet wird, reichen Sie das zweite Paar Handschuhe steril an.	Sterile Handschuhe gestatten aseptisches Arbeiten.	Wenn Sie die sterilen Handschuhe angezogen haben, dürfen Sie keine unsterilen Gegenstände mehr berühren.

HANDLUNGSSCHRITTE	AUSFÜHRENDE	ASSISTENZ	BEGRÜNDUNG	HINWEISE
Durchführung am Patienten				
	nen zweiten sterilen Handschuh über.			
	Breiten Sie evtl. das Lochtuch mit dem Schlitz nabelwärts so aus, dass der Penis auf der sterilen Fläche liegt.	Decken Sie den Patienten ab. Lassen Sie ihn die Beine spreizen oder unterstützen Sie ihn dabei.	Das Lochtuch verhindert eine Kontamination des Katheters vor dem Einführen in die Harnröhre.	Bei einer bestehenden Phimose darf das *Präputium* nicht ganz hinter die *Glans* geschoben werden.
	Schieben Sie das *Präputium* mit der nicht führenden Hand (Rechtshänder links und umgekehrt) ohne Kraftanwendung zurück. Die Hand bleibt in dieser Position, bis der Katheter eingeführt ist.	Tränken Sie die Kugeltupfer mit Schleimhautdesinfektionsmittel. Ziehen Sie *Aqua destillata* in die 10-ml-Spritze auf und legen Sie die gefüllte Spritze bereit.	Muss beim Zurückschieben des *Präputiums* Kraft aufgewendet werden, deutet dies auf eine Phimose hin.	Die Desinfektion und Katheterisierung kann auf drei unterschiedliche Weisen erfolgen: 1. Die Desinfektion wird mit einem sterilen Handschuh durchgeführt, anschliessend wird der Katheter mit einer sterilen Pinzette eingelegt. 2. Die Desinfektion wird mit der sterilen Pinzette durchgeführt, dann wird der Katheter mit einem sterilen Handschuh eingelegt. 3. Es werden an der führenden Hand (Rechtshänderinnen rechts und umgekehrt) zwei gut sitzende Handschuhe angezogen. Nach der Desinfektion von Hand wird der zweite Handschuh entfernt. Achten Sie dabei besonders auf die Sterilität des verbleibenden ersten Handschuhs.
	Machen Sie den Patienten darauf aufmerksam, dass das Desinfektionsmittel sich kalt anfühlt. Desinfizieren Sie mit der Arbeitshand *Glans penis* und Harnröhrenöffnung zuerst kreisförmig, danach in Richtung Peniswurzel von der Harnröhre weg, je zweimal. Verwenden Sie dazu jeweils einen neuen Tupfer. Mit dem letzten Tupfer desinfizieren Sie die leicht gespreizte Harnröhrenöffnung nochmals. Beachten Sie die Einwirkzeit des Mittels.		Die Desinfektion dient der Beseitigung von Bakterien aus der Harnröhrenumgebung.	

HANDLUNGSSCHRITTE	AUSFÜHRENDE	ASSISTENZ	BEGRÜNDUNG	HINWEISE
Durchführung am Patienten				
	Entsorgen Sie die Tupfer direkt in den Abfallbehälter.			
Verschmutzten Handschuh ausziehen		Bei Variante 3 (Durchführung ohne Pinzette) ziehen Sie den verunreinigten Handschuh korrekt aus und entsorgen ihn in den Abfallbehälter.		Das korrekte Ausziehen der Handschuhe erfolgt gemäss dem Handlungsablauf *Sterile Handschuhe anziehen.*
Gleitmittel einbringen	Tragen Sie auf die Katheterspitze und um die Harnröhrenöffnung Gleitmittel auf und bringen Sie den Rest in die Harnröhre ein. Führen Sie dazu die Spitze der Spritze vorsichtig in die Öffnung und spritzen Sie das Gleitmittel sehr langsam hinein. Pressen Sie mit den Fingern den Penis hinter der *Glans* leicht zusammen, damit das Gleitmittel nicht herausfliesst. Entsorgen Sie die leere Spritze direkt in den Abfallbehälter. Beachten Sie bei anästhesierendem Gleitmittel die Einwirkzeit.	Reichen Sie das Gleitmittel steril an. Öffnen Sie danach die innere Katheterverpackung an der Katheterspitze und halten Sie sie Ihrer Kollegin unter Wahrung der Sterilität hin.	Durch das Gleitmittel werden Schleimhautverletzungen der Harnröhre vermieden – so lässt sich das Risiko späterer Harnröhrenstrikturen vermindern. Die Schmerzlinderung durch das Lokalanästhetikum verhindert eine Kontraktion des *Musculus sphincter externus.*	
Katheter fassen	Stellen Sie die sterile Auffangschale zwischen die Beine des Patienten (auf das sterile Lochtuch). Fassen Sie den Katheter etwa 4 cm unterhalb der Spitze mit Daumen und Zei-	Reichen Sie den Katheter steril an.	So wird verhindert, dass Urin in das Bett fliesst. Urin für allfällige Untersuchungen kann aus der sterilen Schale entnommen werden. Das Katheterende wird vor Kontamination aus	

HANDLUNGSSCHRITTE	AUSFÜHRENDE	ASSISTENZ	BEGRÜNDUNG	HINWEISE
Durchführung am Patienten				
	gefinger der Arbeitshand (oder mit der Pinzette), ziehen Sie ihn aus der Verpackung und klemmen Sie das Ende über dem Handrücken zwischen Ring- und kleinem Finger fest.		der unsterilen Umgebung geschützt.	
Katheter einführen 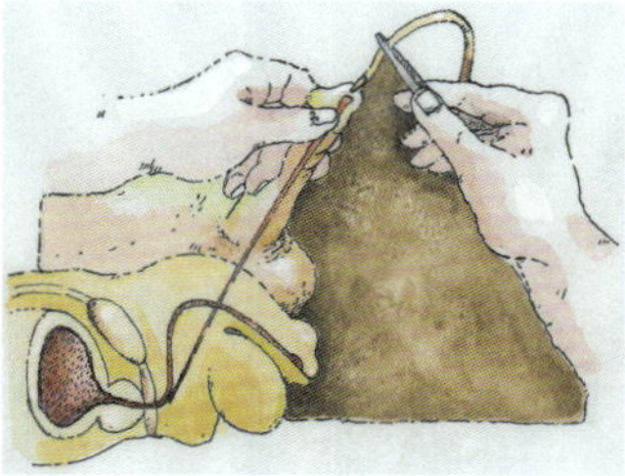 → SEITE 81	Strecken Sie den Penis zuerst Richtung Decke und führen Sie dann den Katheter durch Nachfassen ca. 15 cm in die Harnröhre ein, anschliessend strecken Sie den Penis Richtung Fussende und schieben den Katheter nach, bis Urin in die Auffangschale fliesst. Schieben Sie den Katheter um weitere 2–3 cm vor und fixieren Sie ihn nun mit der nicht führenden Hand in dieser Position.	Ziehen Sie Einmalhandschuhe an. Schliessen Sie den sterilen Urinableiteschlauch am Katheterende an.	Durch das Strecken des Penis Richtung Decke und, wenn der Kathether ca. 15 cm eingeführt ist, Richtung Fussende werden die anatomischen Krümmungen *(via falsa)* besser überwunden. Die Verletzungsgefahr wird reduziert. Der Ballon liegt hinter den Katheteraugen, durch die der Urin abfliesst. Das Vorschieben verhindert, dass der Ballon noch in der Harnröhre gefüllt wird.	
Katheter blocken	Füllen Sie den Ballon über das Ventil mit der angegebenen Menge *Aqua destillata.* Fragen Sie den Patienten, ob er dabei Schmerzen verspürt. Ziehen Sie den Katheter vorsichtig zurück, bis Widerstand spürbar wird.	Reichen Sie das aufgezogene *Aqua destillata* an. Befestigen Sie das sterile Urinauffangsystem.	Der Katheter wird durch den Ballon in der Blase gesichert, er kann nicht mehr herausrutschen. *Aqua destillata* kristallisiert (anders als NaCl 0,9 %) nicht aus, sodass der Ballon jederzeit ohne Schwierigkeiten entleert werden kann. Treten Schmerzen auf, ist die Position des Ballons nicht korrekt.	Sobald Sie als Ausführende die Spritze mit *Aqua destillata* entgegennehmen, ist Ihre Arbeitshand nicht mehr steril. Das Auffüllen des Ballons kann nach Absprache auch von der Assistenz durchgeführt werden.

HANDLUNGSSCHRITTE	AUSFÜHRENDE	ASSISTENZ	BEGRÜNDUNG	HINWEISE
Durchführung am Patienten				
Urinabfluss	Lassen Sie bei stark gefüllter Blase maximal 500 ml Urin abfliessen und klemmen Sie danach den Ableitungsschlauch des Auffangsystems mit einer Plastikklemme ab. Nach jeweils 30 Minuten Wartezeit lassen Sie weitere 500 ml Urin abfliessen, bis die Blase entleert ist. Danach lassen Sie den Abfluss je nach Verordnung offen oder öffnen ihn intermittierend.		Durch das Ablassen von maximal 500 ml Urin kann ein Druckausgleich im kleinen Becken hergestellt werden. Eine Blasenatonie wird dadurch verhindert.	
Wohlbefinden fördern	Entfernen Sie die Auffangschale und das Lochtuch. Ziehen Sie das *Präputium* wieder über die *Glans*. Reinigen Sie die Intimgegend des Patienten oder leiten Sie ihn dabei an.	Unterstützen Sie den Patienten dabei, die gewünschte Lage einzunehmen.	Das Wohlbefinden des Patienten wird erhöht. Wird das *Präputium* nicht über die *Glans* gezogen, besteht die Gefahr einer Paraphimose.	

HANDLUNGSSCHRITTE	AUSFÜHRENDE	ASSISTENZ	BEGRÜNDUNG	HINWEISE
Nachsorge				
♀♂ **Anleiten im Umgang mit dem Blasenkatheter**	Fordern Sie die Patientin/den Patienten auf, sich bei Schwierigkeiten, ungewöhnlichen Begleiterscheinungen wie Schmerzen, Brennen in der Harnröhre, Harndrang, Urinverfärbungen oder fehlendem Urin sofort zu melden. Instruieren Sie die Patientin/den Patienten, dass der Auffangbeutel immer unterhalb des Blasenniveaus befestigt und eine Siphonbildung des ableitenden Schlauches verhindert werden muss.		Komplikationen können frühzeitig erkannt werden, eine Abflussstörung oder ein Urinrückfluss lässt sich verhindern. Verhindert wird auch, dass sich im Ableitungsschlauch Bakterien ansammeln.	Die Information und Anleitung kann nach Absprache auch von der Assistenz durchgeführt werden.
Beurteilung der Pflegehandlung	Versichern Sie sich, dass die Patientin/der Patient Ihre Anweisungen verstanden hat, fragen Sie nach, ob sie/er zufrieden ist. Klären Sie auch, ob allenfalls weitere Fragen oder Unsicherheiten bestehen.		Die Interventionen werden mit der Patientin/dem Patienten überprüft.	
Materialentsorgung	Ziehen Sie die Handschuhe korrekt aus und entsorgen Sie sie mit allen Einwegmaterialien direkt in den Abfalleimer. Reinigen Sie Auffang- und Desinfektionsschale, Pinzette, Nadel usw. fachgerecht, geben Sie das Material zur Aufbereitung in die Sterili-	Händedesinfektion.		

HANDLUNGSSCHRITTE	AUSFÜHRENDE	ASSISTENZ	BEGRÜNDUNG	HINWEISE
Nachsorge				
	sation und/oder entsorgen Sie es. Desinfizieren Sie die verwendete Ablagefläche. Desinfizieren Sie sich die Hände.			
Dokumentation	Halten Sie die Pflegeintervention mit Charrière des Katheters, Blockungsmenge und entleerter Urinmenge in der Pflegedokumentation fest. Notieren Sie auch Schwierigkeiten, Beschwerden der Patientin/des Patienten und weitere Beobachtungen.	Die Pflegekontinuität wird gesichert.		

EINEN TRANSURETHRALEN BLASENDAUERKATHETER LEGEN – MIT ASSISTENZ – ARBEITSAUFTRAG

Auftrag

Führen Sie auf der Grundlage der vorhandenen Kenntnisse, des Fallbeispiels und des Vorkenntnistests den Handlungsablauf *Einen Blasendauerkatheter legen – mit Assistenz,* bei einer Patientin oder einem Patienten durch.
Der Auftrag wird an einer Pflegepuppe durchgeführt.

Sozialform

Gruppenarbeit

Verteilen Sie unter sich die folgenden Rollen:
- 1 Pflegefachperson als Instrumentierende/Instrumentierender
- 1 Pflegefachperson als Assistenz
- 1 Beobachterin/Beobachter

Medien

Ausführender oder Ausführende und Assistenz benutzen den Handlungsablauf und die Beobachterin oder der Beobachter die Beobachtungscheckliste zur Überprüfung und Unterstützung.

Die Intervention wird abwechslungsweise geübt.

Zeit

90 Minuten

Feedback nach der Übung

Pflegefachperson

- Was ist mir gut gelungen?
- Wo fühlte ich mich sicher?
- Wo traten Schwierigkeiten oder Unsicherheiten auf?
- Welche Erkenntnisse ziehe ich daraus?

Assistenz

- Was ist mir gut gelungen?
- Wo fühlte ich mich sicher?
- Wo traten Schwierigkeiten oder Unsicherheiten auf?
- Welche Erkenntnisse ziehe ich daraus?

Beobachterin/ Beobachter

gibt der Pflegefachfrau/dem Pflegefachmann und der Assistenz Feedback, wie folgt:
- Wurde das benötigte Material vollständig und korrekt gerichtet?
- War das Vorgehen gemäss der Beobachtungschecklisteliste sorgfältig und korrekt?
- Wurde bei Unklarheiten nachgefragt?
- Wurden die Prinzipien der Asepsis und Antisepsis eingehalten?
- Hat die/der Pflegende atraumatisch gearbeitet?
- Hatte die Patientin/der Patient Gelegenheit, Fragen zu stellen oder Unsicherheiten zu äussern?
- Wurde die Patientin/der Patient laufend informiert?

Überlegungen zum Ablauf werden in der Abschlussphase gemeinsam reflektiert.

Einen transurethralen Blasendauerkatheter legen – mit Assistenz – Beobachtungscheckliste

HANDLUNGSSCHRITTE	AUSFÜHRENDE	ASSISTENZ	BEGRÜNDUNG	BEOBACHTUNGEN
Vorbereitung				
Kenntnisse prüfen	Prüfen Sie, ob Ihre Kenntnisse über Indikation, Durchführung und mögliche Komplikationen der Handlung und deren Bedeutung für die Patientin/den Patienten ausreichend sind.		Es muss für eine korrekte und situationsgerechte Durchführung der Handlung jederzeit Gewähr bestehen.	☐ richtig ☐ falsch ☐ nicht ausgeführt
Verordnung und Dokumentation prüfen	Informieren Sie sich in der Dokumentation über die genaue Verordnung. Bei Latexallergien muss ein Silikonkatheter verordnet werden.		Dass die Handlung an Sie delegiert wird, bedeutet, dass Sie für die korrekte Ausführung verantwortlich und haftbar sind.	☐ richtig ☐ falsch ☐ nicht ausgeführt
Information/emotionale Situation der Patientin/des Patienten	Versichern Sie sich, dass die Patientin/der Patient vom Arzt über die Einlage eines transurethralen Blasenkatheters informiert wurde, und klären Sie gegebenenfalls verbleibende Fragen und Unsicherheiten.		Die Patientin/der Patient hat das ethisch begründbare Recht auf eine umfassende Information. Die transurethrale Blasenkatheterisierung stellt einen Eingriff in die Intimsphäre dar und kann mit Angst- und Schamgefühlen einhergehen.	☐ richtig ☐ falsch ☐ nicht ausgeführt
Material vorbereiten	Händedesinfektion. Legen Sie das notwendige sterile Material auf einem desinfizierten Wagen bereit: – Einmalhandschuhe, – Abfallbehälter, – Schutzunterlage, – Händedesinfektionsmittel, – 2 Dauerkatheter, – 1 steriles Abdecktuch, um eine sterile Ablagefläche	Händedesinfektion. Helfen Sie nach Absprache beim Bereitstellen des Materials.	 Es besteht Gewähr für eine ökonomische, prozesshafte undsituationsgerechte Ausführung der Pflegeintervention. Zur Reduktion nosokomialer Infekte bei der Einlage von Drainagen in das Körperinnere ist absolute Sterilität des Materials Voraussetzung.	☐ richtig ☐ falsch ☐ nicht ausgeführt

HANDLUNGSSCHRITTE	AUSFÜHRENDE	ASSISTENZ	BEGRÜNDUNG	BEOBACHTUNGEN
Vorbereitung				
	zur Verfügung zu haben, – 1 Paar sterile Handschuhe und eine sterile anatomische Pinzette *oder* 2 Paar sterile Handschuhe, – Schleimhautdesinfektionsmittel mit einer sterilen Schale, – 6 sterile Kugeltupfer, – Gleitmittel, evtl. mit anästhesierender Wirkung (z. B. Instillagel®), – 1 sterile Auffangschale für den Urin, – Urinableitungssystem mit Rückflussventil, Aufhängevorrichtung, – 10-ml-Spritze mit Aufziehnadel und 10 ml *Aqua destillata* zum Füllen des Katheterballons. Überprüfen Sie bei allen sterilen Materialien das Ablaufdatum.			☐ richtig ☐ falsch ☐ nicht ausgeführt
Vorbereiten des Zimmers	Halten Sie die persönlichen antiseptischen Regeln ein (Hände waschen, desinfizieren usw.).	Vermeiden Sie im Zimmer der Patientin/des Patienten Zugluft, schliessen Sie die Fenster und halten Sie die persönlichen antiseptischen Regeln ein (Hände waschen, desinfizieren usw.)	Damit wird eine Kontamination des Materials verhindert und das Risiko nosokomialer Infektionen reduziert.	☐ richtig ☐ falsch ☐ nicht ausgeführt
	Stellen Sie ein ungestörtes Arbeiten sicher (Mitpatientinnen/en, Besucher/innen usw.), installieren Sie den Blickschutz, sorgen Sie für ausreichende Beleuchtung.		Die Intim- und Privatsphäre der Patientin/des Patienten soll so weit als möglich beachtet werden. Sie sorgen so zugleich für optimale, effiziente Arbeitsbedingungen.	☐ richtig ☐ falsch ☐ nicht ausgeführt

HANDLUNGSSCHRITTE	AUSFÜHRENDE	ASSISTENZ	BEGRÜNDUNG	BEOBACHTUNGEN
Vorbereitung				
Material auf der Arbeitsfläche vorbereiten	Trennen Sie die Arbeitsfläche in einen sterilen und einen unsterilen Bereich. Bereiten Sie den Abfalleimer vor (Abwurf).	Entfernen Sie die äussere Verpackung des Katheters.	Korrektes und systematisches Anordnen des Materials ermöglicht das Arbeiten nach aseptischen Prinzipien und die sofortige Entsorgung des verschmutzten Materials.	☐ richtig ☐ falsch ☐ nicht ausgeführt
	Auf der unsterilen Fläche legen Sie ungeöffnet die folgenden Materialien bereit: Einmalhandschuhe, Hände- und Schleimhautdesinfektionsmittel, Urinableitesystem, 1 Paar sterile Handschuhe, 10-ml-Spritze, Nadel, *Aqua destillata* und Gleitmittel. Schaffen Sie mit dem Abdecktuch eine sterile Fläche.			☐ richtig ☐ falsch ☐ nicht ausgeführt
	Öffnen Sie unter Berücksichtigung der Asepsis das Katheterset oder die einzelnen sterilen Materialien (evtl. Pinzette, sterile Schale mit Kugeltupfer, Urinauffangschale) und ordnen Sie es ohne Kontamination auf der sterilen Fläche an.			☐ richtig ☐ falsch ☐ nicht ausgeführt

HANDLUNGSSCHRITTE	AUSFÜHRENDE	ASSISTENZ	BEGRÜNDUNG	BEOBACHTUNGEN
Durchführung an der Patientin				
♀ **Betreuung der Patientin während der Katheterisierung**	Informieren Sie die Patientin während der Katheterisierung laufend über alle Schritte und beobachten Sie sie regelmässig.		Informationen geben der Patientin das Gefühl von Kontrolle und Sicherheit. Sie helfen, Ängste abzubauen. Gutes Beobachten hilft der Pflegefachperson, zu erkennen, ob die Prozedur für die Patientin schmerzhaft ist.	☐ richtig ☐ falsch ☐ nicht ausgeführt
Lagerung		Decken Sie die Patientin ab und halten Sie sie dazu an, sich in der Rückenlage hinzulegen, oder unterstützen Sie sie dabei. Schieben Sie die flüssigkeitsdichte Schutzunterlage unter das Becken der Patientin. Decken Sie die Patientin nochmals zu.	Durch eine optimale Lage kann die transurethrale Katheterisierung schnell und den aseptischen Richtlinien entsprechend korrekt durchgeführt werden.	☐ richtig ☐ falsch ☐ nicht ausgeführt
Desinfektion	Ziehen Sie sterile Handschuhe an. Wird nicht mit der Pinzette gearbeitet, ziehen Sie an der führenden Hand einen zweiten sterilen Handschuh über. Breiten Sie evtl. das Lochtuch mit dem Schlitz nabelwärts so aus, dass die Harnröhre gut zugänglich bleibt.	Wenn nicht mit der Pinzette gearbeitet wird, reichen Sie das zweite Paar Handschuhe steril an. Decken Sie die Patientin ab und fordern Sie sie auf, beide Beine aufzustellen und zu spreizen, oder unterstützen Sie sie dabei.	Sterile Handschuhe gestatten aseptisches Arbeiten. Das Lochtuch verhindert die Kontamination des Katheters vor dem Einführen in die Harnröhre.	☐ richtig ☐ falsch ☐ nicht ausgeführt
	Mit der nicht führenden Hand (Rechtshänder links und umgekehrt) spreizen Sie die Labien. Die Hand bleibt in dieser Position, bis der Katheter eingeführt ist.	Tränken Sie die Kugeltupfer mit Schleimhautdesinfektionsmittel. Ziehen Sie in der 10-ml-Spritze *Aqua destillata* auf und legen Sie die gefüllte Spritze bereit.		☐ richtig ☐ falsch ☐ nicht ausgeführt

HANDLUNGSSCHRITTE	AUSFÜHRENDE	ASSISTENZ	BEGRÜNDUNG	BEOBACHTUNGEN
Durchführung an der Patientin				
	Machen Sie die Patientin darauf aufmerksam, dass das Desinfektionsmittel sich kalt anfühlt. Mit der Arbeitshand desinfizieren Sie nun die äusseren und inneren Labien mit je zwei Tupfern. Führen Sie die Wischdesinfektion von der Symphyse Richtung Anus durch, beachten Sie die Einwirkzeit des Mittels. Desinfizieren Sie mit dem fünften Tupfer die Harnröhre. Entsorgen Sie die Tupfer direkt in den Abfalleimer. Legen Sie den sechsten Tupfer vor die Vagina.		Die Desinfektion dient der Beseitigung von Bakterien aus der Umgebung.	☐ richtig ☐ falsch ☐ nicht ausgeführt
Verschmutzten Handschuh ausziehen		Bei Variante 3 (Durchführung ohne Pinzette) ziehen Sie den verunreinigten Handschuh korrekt aus und entsorgen ihn in den Abfallbehälter.		☐ richtig ☐ falsch ☐ nicht ausgeführt
Gleitmittel einbringen	Tragen Sie Gleitmittel auf die Katheterspitze und um die Harnröhrenöffnung auf, den Rest bringen Sie in die Harnröhre ein. Führen Sie dazu die Spitze der Spritze vorsichtig in die Öffnung. Spritzen Sie das Gleitmittel sehr langsam in die Harnröhre. Entsorgen Sie die leere Spritze direkt in den Abfalleimer. Bei anästhesierendem Gleitmittel beachten Sie dessen Einwirkzeit.	Reichen Sie das Gleitmittel steril an. Danach öffnen Sie die innere Katheterverpackung an der Katheterspitze und halten sie Ihrer Kollegin unter Wahrung der Sterilität hin.	Durch das Gleitmittel werden Schleimhautverletzungen der Harnröhre vermieden – so lässt sich das Risiko von späterer Harnröhrenstrikturen vermindern. Die Schmerzlinderung durch das Lokalanästhetikum verhindert eine Kontraktion des *Musculus sphincter externus*.	☐ richtig ☐ falsch ☐ nicht ausgeführt

HANDLUNGSSCHRITTE	AUSFÜHRENDE	ASSISTENZ	BEGRÜNDUNG	BEOBACHTUNGEN
Durchführung an der Patientin				
Katheter fassen	Stellen Sie die sterile Auffangschale zwischen die Beine der Patientin (auf das sterile Lochtuch). Fassen Sie den Katheter etwa 4 cm unterhalb der Spitze mit Daumen und Zeigefinger der Arbeitshand (oder mit der Pinzette), ziehen Sie ihn aus der Verpackung und klemmen Sie das Ende über dem Handrücken zwischen Ring- und kleinem Finger fest.	Reichen Sie den Katheter steril an.	So wird verhindert, dass Urin ins Bett fliesst. Urin für allfällige Untersuchungen kann aus der sterilen Schale entnommen werden. Das Katheterende wird vor Kontamination aus der unsterilen Umgebung geschützt.	☐ richtig ☐ falsch ☐ nicht ausgeführt
Katheter einführen	Führen Sie den Katheter durch Nachfassen so weit in die Harnröhre ein, bis Urin in die Auffangschale fliesst. Schieben Sie den Katheter um weitere 2–3 cm vor und fixieren Sie ihn nun mit der nicht führenden Hand in dieser Position.	Ziehen Sie Einmalhandschuhe an. Schliessen Sie den sterilen Urinableitungsschlauch am Katheterende an.	Der Ballon liegt hinter den Katheteraugen, durch die der Urin abfliesst. Das Vorschieben verhindert, dass der Ballon noch in der Harnröhre gefüllt wird.	☐ richtig ☐ falsch ☐ nicht ausgeführt
Katheter blocken	Füllen Sie den Ballon über das Ventil mit der vom Hersteller angegebenen Menge *Aqua destillata*. Fragen Sie die Patientin, ob sie dabei Schmerzen verspürt. Ziehen Sie den Katheter vorsichtig zurück, bis Widerstand spürbar wird.	Reichen Sie das aufgezogene *Aqua destillata* an. Befestigen Sie das sterile Urinauffangsystem.	Der Katheter wird durch den Ballon in der Blase gesichert, er kann nicht mehr herausrutschen. *Aqua destillata* kristallisiert nicht aus (anders als NaCl 0,9 %), sodass der Ballon vor dem Entfernen des Katheters jederzeit ohne Schwierigkeiten entleert werden kann. Falls Schmerzen auftreten, ist die Lage des Ballons nicht korrekt.	☐ richtig ☐ falsch ☐ nicht ausgeführt

HANDLUNGSSCHRITTE	AUSFÜHRENDE	ASSISTENZ	BEGRÜNDUNG	BEOBACHTUNGEN
Durchführung an der Patientin				
Urinabfluss	Lassen Sie bei stark gefüllter Blase maximal 500 ml Urin abfliessen und klemmen Sie danach den Ableitungsschlauch des Auffangsystems mit einer Plastikklemme ab. Lassen Sie nach jeweils 30 Minuten Wartezeit weitere 500 ml Urin abfliessen, bis die Blase entleert ist. Danach lassen Sie den Abfluss je nach Verordnung offen oder öffnen ihn intermittierend.		Durch Ablassen von maximal 500 ml Urin kann ein Druckausgleich im kleinen Becken hergestellt werden. Eine Blasenatonie wird dadurch verhindert.	☐ richtig ☐ falsch ☐ nicht ausgeführt
Wohlbefinden fördern	Entfernen Sie den sechsten Tupfer vor der Vagina, die Auffangschale und das Lochtuch; reinigen Sie die Intimgegend der Patientin oder leiten Sie sie dabei an.	Unterstützen Sie die Patientin dabei, die gewünschte Lage einzunehmen.	Das Wohlbefinden der Patientin wird erhöht.	☐ richtig ☐ falsch ☐ nicht ausgeführt

Notizen

HANDLUNGSSCHRITTE	AUSFÜHRENDE	ASSISTENZ	BEGRÜNDUNG	BEOBACHTUNGEN
Durchführung am Patienten				
♂ **Betreuung des Patienten während der Katheterisierung**	Informieren Sie den Patienten während der Katheterisierung laufend über alle Schritte und beobachten Sie ihn regelmässig.		Informationen geben dem Patienten das Gefühl von Kontrolle und Sicherheit und helfen, Ängste abzubauen. Gutes Beobachten hilft der Pflegefachperson, zu erkennen, ob die Prozedur für den Patienten schmerzhaft ist.	☐ richtig ☐ falsch ☐ nicht ausgeführt
Lagerung		Decken Sie den Patienten ab und halten Sie ihn an, sich in Rückenlage hinzulegen, oder unterstützen Sie ihn dabei. Die flüssigkeitsdichte Schutzunterlage wird unter das Becken des Patienten geschoben. Decken Sie den Patienten noch einmal zu.	Durch eine optimale Lage kann die transurethrale Blasenkatheterisierung schnell und den aseptischen Richtlinien entsprechend korrekt durchgeführt werden.	☐ richtig ☐ falsch ☐ nicht ausgeführt
Desinfektion	Ziehen Sie sterile Handschuhe an. Wird nicht mit der Pinzette gearbeitet ziehen Sie an der führenden Hand einen zweiten sterilen Handschuh über. Breiten Sie evtl. das Lochtuch mit dem Schlitz nabelwärts so aus, dass der Penis auf der sterilen Fläche liegt. Schieben Sie das *Präputium* mit der nicht führenden Hand (Rechtshänder links und umgekehrt) ohne Kraftanwendung zurück. Die Hand bleibt in dieser Position, bis der Katheter eingeführt ist.	Wenn nicht mit der Pinzette gearbeitet wird, reichen Sie das zweite Paar Handschuhe steril an. Decken Sie den Patienten ab. Lassen Sie ihn die Beine spreizen oder unterstützen Sie ihn dabei. Tränken Sie die Kugeltupfer mit Schleimhautdesinfektionsmittel. Ziehen Sie *Aqua destillata* in die 10-ml-Spritze auf und legen Sie die gefüllte Spritze bereit.	Sterile Handschuhe gestatten aseptisches Arbeiten. Das Lochtuch verhindert eine Kontamination des Katheters vor dem Einführen in die Harnröhre. Muss beim Zurückschieben des *Präputiums* Kraft aufgewendet werden, deutet dies auf eine Phimose hin.	☐ richtig ☐ falsch ☐ nicht ausgeführt

HANDLUNGSSCHRITTE	AUSFÜHRENDE	ASSISTENZ	BEGRÜNDUNG	BEOBACHTUNGEN
Durchführung am Patienten				
	Machen Sie den Patienten darauf aufmerksam, dass das Desinfektionsmittel sich kalt anfühlt. Desinfizieren Sie mit der Arbeitshand *Glans penis* und Harnröhrenöffnung zuerst kreisförmig, danach in Richtung Peniswurzel von der Harnröhre weg, je zweimal. Verwenden Sie dazu jeweils einen neuen Tupfer.		Die Desinfektion dient der Beseitigung von Bakterien aus der Harnröhrenumgebung.	☐ richtig ☐ falsch ☐ nicht ausgeführt
	Mit dem letzten Tupfer desinfizieren Sie die leicht gespreizte Harnröhrenöffnung nochmals. Beachten Sie die Einwirkzeit des Mittels. Entsorgen Sie die Tupfer direkt in den Abfallbehälter.			☐ richtig ☐ falsch ☐ nicht ausgeführt
Verschmutzten Handschuh ausziehen		Bei Variante 3 (Durchführung ohne Pinzette) ziehen Sie den verunreinigten Handschuh korrekt aus und entsorgen ihn in den Abfallbehälter.		☐ richtig ☐ falsch ☐ nicht ausgeführt
Gleitmittel einbringen	Tragen Sie auf die Katheterspitze und um die Harnröhrenöffnung Gleitmittel auf und bringen Sie den Rest in die Harnröhre ein. Führen Sie dazu die Spitze der Spritze vorsichtig in die Öffnung und spritzen Sie das Gleitmittel sehr langsam hinein. Pressen Sie mit den Fingern den Penis hinter der *Glans*	Reichen Sie das Gleitmittel steril an. Öffnen Sie danach die innere Katheterverpackung an der Katheterspitze und halten Sie sie Ihrer Kollegin unter Wahrung der Sterilität hin.	Durch das Gleitmittel werden Schleimhautverletzungen der Harnröhre vermieden – so lässt sich das Risiko späterer Harnröhrenstrikturen vermindern. Die Schmerzlinderung durch das Lokalanästhetikum verhindert eine Kontraktion des *Musculus sphincter externus.*	☐ richtig ☐ falsch ☐ nicht ausgeführt

HANDLUNGSSCHRITTE	AUSFÜHRENDE	ASSISTENZ	BEGRÜNDUNG	BEOBACHTUNGEN
Durchführung am Patienten				
	leicht zusammen, damit das Gleitmittel nicht herausfliesst. Entsorgen Sie die leere Spritze direkt in den Abfallbehälter. Beachten Sie bei anästhesierendem Gleitmittel die Einwirkzeit.			
Katheter fassen	Stellen Sie die sterile Auffangschale zwischen die Beine des Patienten (auf das sterile Lochtuch). Fassen Sie den Katheter etwa 4 cm unterhalb der Spitze mit Daumen und Zeigefinger der Arbeitshand (oder mit der Pinzette), ziehen Sie ihn aus der Verpackung und klemmen Sie das Ende über dem Handrücken zwischen Ring- und kleinem Finger fest.	Reichen Sie den Katheter steril an.	So wird verhindert, dass Urin in das Bett fliesst. Urin für allfällige Untersuchungen kann aus der sterilen Schale entnommen werden. Das Katheterende wird vor Kontamination aus der unsterilen Umgebung geschützt.	☐ richtig ☐ falsch ☐ nicht ausgeführt
Katheter einführen	Strecken Sie den Penis zuerst Richtung Decke und führen Sie dann den Katheter durch Nachfassen ca. 15 cm in die Harnröhre ein, anschliessend strecken Sie den Penis Richtung Fussende und schieben den Katheter nach, bis Urin in die Auffangschale fliesst. Schieben Sie den Katheter um weitere 2–3 cm vor und fixieren Sie ihn nun mit der nicht führenden Hand in dieser Position.	Ziehen Sie Einmalhandschuhe an. Schliessen Sie den sterilen Urinableiteschlauch am Katheterende an.	Durch das Strecken des Penis Richtung Decke und, wenn der Katheter ca. 15 cm eingeführt ist, Richtung Fussende, werden die anatomischen Krümmungen *(via falsa)* besser überwunden. Die Verletzungsgefahr wird reduziert. Der Ballon liegt hinter den Katheteraugen, durch die der Urin abfliesst. Das Vorschieben verhindert, dass der Ballon noch in der Harnröhre gefüllt wird.	☐ richtig ☐ falsch ☐ nicht ausgeführt

HANDLUNGSSCHRITTE	AUSFÜHRENDE	ASSISTENZ	BEGRÜNDUNG	BEOBACHTUNGEN
Durchführung am Patienten				
Katheter blocken	Füllen Sie den Ballon über das Ventil mit der angegebenen Menge *Aqua destillata*. Fragen Sie den Patienten, ob er dabei Schmerzen verspürt. Ziehen Sie den Katheter vorsichtig zurück, bis Widerstand spürbar wird.	Reichen Sie das aufgezogene *Aqua destillata* an. Befestigen Sie das sterile Urinauffangsystem.	Der Katheter wird durch den Ballon in der Blase gesichert, er kann nicht mehr herausrutschen. *Aqua destillata* kristallisiert (anders als NaCl 0,9 %) nicht aus, sodass der Ballon jederzeit ohne Schwierigkeiten entleert werden kann. Treten Schmerzen auf, ist die Position des Ballons nicht korrekt.	☐ richtig ☐ falsch ☐ nicht ausgeführt
Urinabfluss	Lassen Sie bei stark gefüllter Blase maximal 500 ml Urin abfliessen und klemmen Sie danach den Ableitungsschlauch des Auffangsystems mit einer Plastikklemme ab. Nach jeweils 30 Minuten Wartezeit lassen Sie weitere 500 ml Urin abfliessen, bis die Blase entleert ist. Danach lassen Sie den Abfluss je nach Verordnung offen oder öffnen ihn intermittierend.		Durch das Ablassen von maximal 500 ml Urin kann ein Druckausgleich im kleinen Becken hergestellt werden. Eine Blasenatonie wird dadurch verhindert.	☐ richtig ☐ falsch ☐ nicht ausgeführt
Wohlbefinden fördern	Entfernen Sie die Auffangschale und das Lochtuch. Ziehen Sie das *Präputium* wieder über die *Glans*. Reinigen Sie die Intimgegend des Patienten oder leiten Sie ihn dabei an.	Unterstützen Sie den Patienten dabei, die gewünschte Lage einzunehmen.	Das Wohlbefinden des Patienten wird erhöht. Wird das *Präputium* nicht über die *Glans* gezogen, besteht die Gefahr einer Paraphimose.	☐ richtig ☐ falsch ☐ nicht ausgeführt

HANDLUNGSSCHRITTE	AUSFÜHRENDE	ASSISTENZ	BEGRÜNDUNG	BEOBACHTUNGEN
Nachsorge				
♀♂ **Anleiten im Umgang mit dem Blasenkatheter**	Fordern Sie die Patientin/den Patienten auf, sich bei Schwierigkeiten, ungewöhnlichen Begleiterscheinungen wie Schmerzen, Brennen in der Harnröhre, Harndrang, Urinverfärbungen oder fehlendem Urin sofort zu melden. Instruieren Sie die Patientin/den Patienten, dass der Auffangbeutel immer unterhalb des Blasenniveaus befestigt und eine Siphonbildung des ableitenden Schlauches verhindert werden muss.		Komplikationen können frühzeitig erkannt werden, eine Abflussstörung oder ein Urinrückfluss lässt sich verhindern. Verhindert wird auch, dass sich im Ableitungsschlauch Bakterien ansammeln.	☐ richtig ☐ falsch ☐ nicht ausgeführt
Beurteilung der Pflegehandlung	Versichern Sie sich, dass die Patientin/der Patient Ihre Anweisungen verstanden hat, fragen Sie nach, ob sie/er zufrieden ist. Klären Sie auch, ob allenfalls weitere Fragen oder Unsicherheiten bestehen.		Die Interventionen werden mit der Patientin/dem Patienten überprüft.	☐ richtig ☐ falsch ☐ nicht ausgeführt
Materialentsorgung	Ziehen Sie die Handschuhe korrekt aus und entsorgen Sie sie mit allen Einwegmaterialien direkt in den Abfalleimer. Reinigen Sie Auffang- und Desinfektionsschale, Pinzette, Nadel usw. fachgerecht, geben Sie das Material zur Aufbereitung in die Sterili-	Händedesinfektion.		☐ richtig ☐ falsch ☐ nicht ausgeführt

HANDLUNGSSCHRITTE	AUSFÜHRENDE	ASSISTENZ	BEGRÜNDUNG	BEOBACHTUNGEN
Nachsorge				
	sation und/oder entsorgen Sie es. Desinfizieren Sie die verwendete Ablagefläche. Desinfizieren Sie sich die Hände.			☐ richtig ☐ falsch ☐ nicht ausgeführt
Dokumentation	Halten Sie die Pflegeintervention mit Charrière des Katheters, Blockungsmenge und entleerter Urinmenge in der Pflegedokumentation fest. Notieren Sie auch Schwierigkeiten, Beschwerden der Patientin/des Patienten und weitere Beobachtungen.	Die Pflegekontinuität wird gesichert.		☐ richtig ☐ falsch ☐ nicht ausgeführt

Notizen

3.3 Einen transurethralen Blasendauerkatheter legen – ohne Assistenz – Handlungsablauf

HANDLUNGSSCHRITTE	BESCHREIBUNG	BEGRÜNDUNG	HINWEISE
Vorbereitung			
Kenntnisse prüfen	Prüfen Sie, ob Ihre Kenntnisse über Indikation, Durchführung und mögliche Komplikationen der Handlung und deren Bedeutung für die Patientin/den Patienten ausreichend sind.	Es muss jederzeit Gewähr für eine korrekte und situationsgerechte Durchführung der Handlung bestehen.	Sollten Sie sich nicht sicher fühlen, ziehen Sie eine dipl. Pflegefachperson zurate und lassen Sie sich die Handlung und das notwendige Fachwissen nochmals erklären.
Verordnung und Dokumentation prüfen	Informieren Sie sich in der Dokumentation über die genaue Verordnung. Klären Sie ab, ob Allergien bekannt sind, und berücksichtigen Sie diese Informationen. Bei Latexallergien muss ein Silikonkatheter verordnet werden.	Dass die Handlung an Sie delegiert wird, bedeutet, dass Sie für die korrekte Ausführung verantwortlich und haftbar sind.	*Bei der Frau:* Beachten Sie besonders die verordnete Kathetergrösse in Charrière (Ch) und das Material (Silikon, Latex usw.) *Beim Mann:* Beachten Sie die verordnete Kathetergrösse in Ch, den Typ (Nélaton, Tiemann usw.) und das Material.
Information/emotionale Situation der Patientin/des Patienten	Versichern Sie sich, dass die Patientin/der Patient vom Arzt über die Einlage eines transurethralen Blasenkatheters informiert wurde, und klären Sie gegebenenfalls offene Fragen und Unsicherheiten.	Die Patientin/der Patient hat das ethisch begründbare Recht auf umfassende Information. Die transurethrale Blasenkatheterisierung stellt einen Eingriff in die Intimsphäre dar und kann mit Angst- und Schamgefühlen einhergehen.	Die Intervention setzt neben der Handlungskompetenz auch psychologisches Feingefühl und Respekt voraus.
Material vorbereiten	Händedesinfektion. Legen Sie das notwendige Material auf einem desinfizierten Wagen bereit und überprüfen Sie dabei dessen Sterilität: – Abfalleimer, – Schutzunterlage fürs Bett, – Händedesinfektionsmittel, – 2 Blasendauerkatheter, – 1 steriles Abdecktuch, um eine sterile Ablagefläche zur Verfügung zu haben, – 1 Paar sterile Handschuhe und eine sterile anatomische Pinzette *oder* 2 Paar sterile Handschuhe, – Schleimhautdesinfektionsmittel mit einer sterilen Schale,	Es muss für eine ökonomische, prozesshafte und situationsgerechte Ausführung der Pflegeintervention jederzeit Gewähr bestehen. Zur Reduktion nosokomialer Infektionen bei der Einlage von Drainagen in das Körperinnere ist absolute Sterilität des Materials Voraussetzung.	Vor der Kathetereinlage ist generell eine Intimpflege vorzunehmen. Beachten sie im Weiteren den Hausstandard: – Wenn Sie die Kathetereinlage oder die Schleimhautdesinfektion nicht mit der Pinzette vornehmen, benötigen Sie zwei paar sterile Handschuhe. – Verwenden Sie evtl. auch 1 steriles Lochtuch. – Der zweite Katheter ist als Reserve gedacht. – Erkundigen Sie sich, ob ein Katheterset zur Verfügung steht und welches Material darin enthalten ist.

HANDLUNGSSCHRITTE	BESCHREIBUNG	BEGRÜNDUNG	HINWEISE
Vorbereitung			
	– 6 sterile Kugeltupfer, – Gleitmittel, evtl. mit anästhesierender Wirkung, – 1 sterile Auffangschale für den Urin, – Urinableitungssystem mit Rückflussventil, Aufhängevorrichtung, – 10-ml-Spritze mit Aufziehnadel und 10 ml *Aqua destillata* zum Füllen des Katheterballons. Überprüfen Sie bei allen sterilen Materialien das Ablaufdatum		
Vorbereiten des Zimmers	Vermeiden Sie im Zimmer der Patientin/des Patienten Zugluft, schliessen Sie die Fenster und halten Sie die persönlichen antiseptischen Regeln ein (Hände waschen, desinfizieren usw.). Sorgen Sie für ein ungestörtes Arbeiten (Mitpatientinnen und -patienten, Besucher und Besucherinnen usw.), installieren Sie den Blickschutz. Sorgen Sie für ausreichende Beleuchtung.	So lässt sich eine Kontamination der Materialien verhindern und lassen sich nosokomiale Infektionen vermeiden. Die Intim- und Privatsphäre wird so weit als möglich beachtet. Zugleich schaffen Sie sich so optimale, effiziente Arbeitsbedingungen.	
Material auf der Arbeitsfläche vorbereiten	Trennen Sie die Arbeitsfläche in einen sterilen und einen unsterilen Bereich. Bereiten Sie den Abfalleimer (Abwurf) vor. Legen Sie auf der unsterilen Fläche das Hände- und Schleimhautdesinfektionsmittel, das Urinableitesystem, 1 Paar sterile Handschuhe und die 10-ml-Spritze mit dem aufgezogenen *Aqua destillata* bereit. Schaffen Sie sich mit dem Abdecktuch eine sterile Fläche. Öffnen Sie unter Berücksichtigung der Asepsis das Katheterset oder die ein-	Damit der Katheter ohne Assistenz eingelegt werden kann, ist das korrekte und systematische Anordnen des Materials in der richtigen Reihenfolge Voraussetzung.	Die Vorbereitung der Arbeitsfläche erfolgt gemäss *Training & Transfer Pflege, Heft 4, Wundversorgung,* Handlungsablauf *Steriles Material bereitstellen.* Harnwegsinfektionen zählen zu den häufigsten nosokomialen Infektionen. Bis zu 40 % davon sind auf die Einlage eines Blasendauerkatheters zurückzuführen. Die Beachtung der Hygienerichtlinien ist also unabdingbar.

HANDLUNGSSCHRITTE	BESCHREIBUNG	BEGRÜNDUNG	HINWEISE
Vorbereitung			
	zelnen sterilen Materialien (Pinzette *oder* 1 Paar sterile Handschuhe, sterile Schale mit Kugeltupfern, 1 Katheter, Gleitmittel, Urinauffangschale) und ordnen Sie diese Materialien ohne Kontamination auf der sterilen Fläche an. Tränken Sie die Kugeltupfer mit Schleimhautdesinfektionsmittel.		
Durchführung an der Patientin			
♀ **Betreuung der Patientin während der Katheterisierung**	Informieren Sie die Patientin während der Katheterisierung laufend über alle Schritte und beobachten Sie sie regelmässig.	Informationen geben der Patientin das Gefühl von Kontrolle und Sicherheit und helfen, Ängste abzubauen. Gutes Beobachten hilft der Pflegefachperson, zu erkennen, ob die Prozedur für die Patientin schmerzhaft ist.	Tragen Sie evtl. einen Mundschutz.
Lagerung	Decken Sie die Patientin ab und halten Sie sie dazu an, sich in der Rückenlage hinzulegen, oder unterstützen Sie sie dabei. Schieben Sie die flüssigkeitsdichte Schutzunterlage unter das Becken der Patientin. Decken Sie die Patientin nochmals zu.	Durch eine optimale Lage kann die transurethrale Blasenkatheterisierung schnell und den aseptischen Richtlinien entsprechend korrekt durchgeführt werden.	Das Material muss so weit bereitstehen, dass die Katheterisierung effizient durchgeführt werden kann. Ist eine Patientin kognitiv nicht adäquat oder kann sie bei der Lagerung nicht genügend mithelfen, muss die Katheterisierung mit Assistenz durchgeführt werden.
Desinfektion 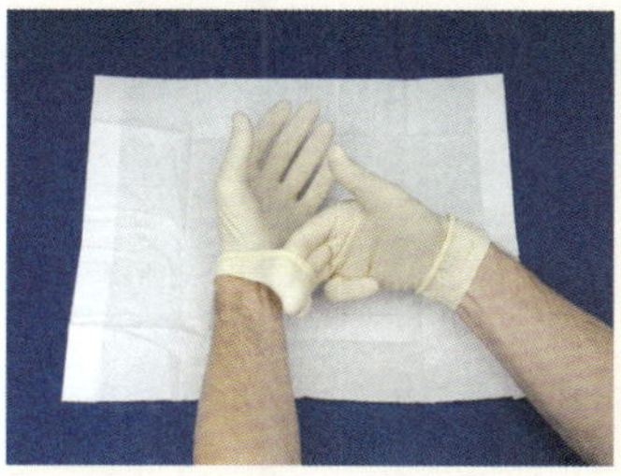 → SEITE 34	Ziehen Sie sterile Handschuhe an. Wenn nicht mit der Pinzette gearbeitet wird, ziehen Sie das zweite Paar sterile Handschuhe über. Fordern Sie die Patientin auf, sich abzudecken, beide Beine aufzustellen und zu spreizen. Breiten Sie evtl. das Lochtuch mit dem Schlitz nabelwärts so aus, dass die Harnröhre gut zugänglich bleibt. Spreizen Sie die Labien mit	Sterile Handschuhe garantieren aseptisches Arbeiten. Das Lochtuch verhindert eine Kontamination des Katheters vor dem Einführen in die Harnröhre.	Sobald Sie sterile Handschuhe tragen, dürfen Sie keine unsterilen Gegenstände mehr berühren. Wenn die Patientin sich nicht selbst abdecken oder die gewünschte Lage nicht ohne Unterstützung einnehmen und beibehalten kann, muss die Katheterisierung mit Assistenz erfolgen.

HANDLUNGSSCHRITTE	BESCHREIBUNG	BEGRÜNDUNG	HINWEISE
Durchführung an der Patientin			
	der nicht führenden Hand (Rechtshänder links und umgekehrt). Die Hand bleibt in dieser Position, bis der Katheter eingeführt ist. Bereiten Sie die Patientin darauf vor, dass das Desinfektionsmittel sich kalt anfühlt. Mit der Arbeitshand desinfizieren Sie nun die äusseren und inneren Labien mit je zwei Tupfern. Führen Sie die Wischdesinfektion von der Symphyse zum Anus durch, beachten Sie die Einwirkzeit des Mittels. Mit dem fünften Tupfer desinfizieren Sie die Harnröhre. Entsorgen Sie die Tupfer direkt in den Abfalleimer. Legen Sie den sechsten Tupfer vor die Vagina. Bei Variante 3 (Durchführung ohne Pinzette) ziehen Sie nun den verunreinigten Handschuh korrekt aus und entsorgen ihn.	Die Desinfektion dient der Beseitigung von Bakterien aus der Harnröhrenumgebung.	Die Desinfektion und Katheterisierung kann auf drei unterschiedliche Weisen erfolgen: 1. Die Desinfektion wird mit einem sterilen Handschuh durchgeführt, der Katheter wird anschliessend mit einer sterilen Pinzette eingelegt. 2. Die Desinfektion wird mit der sterilen Pinzette durchgeführt, dann wird der Katheter mit einem sterilen Handschuh eingelegt. 3. Es werden an der führenden Hand (Rechtshänderinnen rechts und umgekehrt) zwei gut sitzende Handschuhe angezogen. Nach der Desinfektion von Hand wird der obere Handschuh entfernt. Achten Sie dabei besonders auf die Sterilität des verbleibenden ersten Handschuhs.
Gleitmittel einbringen	Tragen Sie auf die Katheterspitze und um die Harnröhrenöffnung Gleitmittel auf und bringen Sie den Rest in die Harnröhre ein. Dazu führen Sie die Spitze der Spritze vorsichtig in die Öffnung und spritzen das Gleitmittel sehr langsam hinein. Beachten Sie bei anästhesierendem Gleitmittel dessen Einwirkzeit.	Durch das Gleitmittel werden Schleimhautverletzungen der Harnröhre vermieden – so lässt sich das Risiko späterer Harnröhrenstrikturen vermindern. Die Schmerzlinderung durch das Lokalanästhetikum verhindert eine Kontraktion des *Musculus sphincter externus.*	

HANDLUNGSSCHRITTE	BESCHREIBUNG	BEGRÜNDUNG	HINWEISE
Durchführung an der Patientin			
Katheter fassen	Stellen Sie die sterile Auffangschale zwischen die Beine der Patientin (auf das sterile Lochtuch). Fassen Sie den Katheter etwa 4 cm unterhalb der Spitze mit Daumen und Zeigefinger der Arbeitshand (oder mit der Pinzette), klemmen Sie das Ende zwischen Ring- und kleinem Finger über dem Handrücken fest.	So wird verhindert, dass Urin in das Bett fliesst. Urin für allfällige Untersuchungen kann aus der sterilen Schale entnommen werden. Das Katheterende wird so vor Kontamination mit der unsterilen Umgebung geschützt.	
Katheter einführen 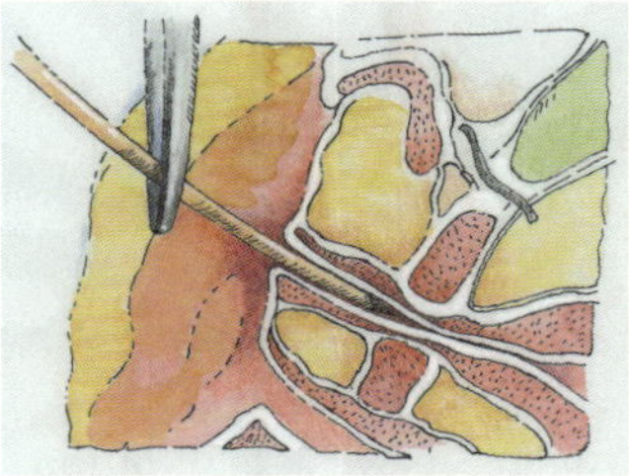 → SEITE 80	Führen Sie den Katheter durch Nachfassen so weit in die Harnröhre ein, bis Urin in die Auffangschale fliesst. Schieben Sie den Katheter nun weitere 2–3 cm vor und fixieren Sie ihn mit der nicht führenden Hand in dieser Position. Schliessen Sie das Urinableitungssystem am Katheterende an.	Der Ballon liegt hinter den Katheteraugen, durch die der Urin abfliesst. Das Vorschieben verhindert, dass der Ballon noch in der Harnröhre gefüllt wird.	Der Katheter kann vor dem Anschliessen des Urinableitungssystems geblockt werden (siehe nächsten Schritt).
Katheter blocken 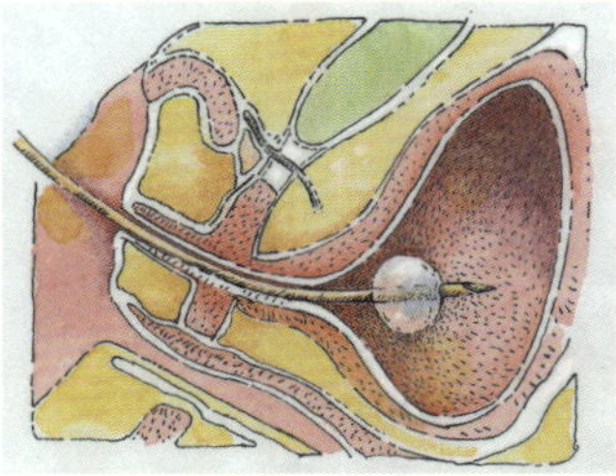 → SEITE 80	Füllen Sie den Ballon über das Ventil mit der vom Hersteller angegebenen Menge *Aqua destillata.* Fragen Sie die Patientin, ob sie dabei Schmerzen verspürt. Ziehen Sie den Katheter vorsichtig zurück, bis Widerstand spürbar wird.	Der Katheter wird durch den Ballon in der Blase gesichert, er kann nicht mehr herausrutschen. Wenn Schmerzen auftreten, ist die Lage des Ballons nicht korrekt. *Aqua destillata* kristallisiert nicht aus (anders als NaCl 0,9 %), sodass der Ballon vor der Katheterentfernung jederzeit ohne Schwierigkeiten entleert werden kann.	Das Urinableitungssystem kann vor dem Blocken angeschlossen werden (siehe vorangehenden Schritt).
Urinabfluss	Lassen Sie bei stark gefüllter Blase maximal 500 ml Urin abfliessen. Danach klemmen Sie den Ableitungsschlauch des Auffangsystems mit einer Plastikklemme ab.	Durch das Ablassen von maximal 500 ml Urin kann ein Druckausgleich im kleinen Becken hergestellt werden. Eine Blasenatonie wird dadurch verhindert.	

HANDLUNGSSCHRITTE	BESCHREIBUNG	BEGRÜNDUNG	HINWEISE
Durchführung an der Patientin			
	Nach jeweils 30 Minuten Wartezeit lassen Sie weitere 500 ml Urin abfliessen, bis die Blase entleert ist. Lassen Sie danach den Abfluss je nach Verordnung offen oder öffnen Sie ihn intermittierend.		
Wohlbefinden fördern	Entfernen Sie den sechsten Tupfer vor der Vagina, die Auffangschale und das Lochtuch. Fordern Sie die Patientin auf, die Intimgegend zu reinigen, oder unterstützen Sie sie dabei. Helfen Sie der Patientin, die gewünschte Lage einzunehmen.	Das Wohlbefinden der Patientin wird erhöht.	
Durchführung am Patienten			
♂ **Betreuung des Patienten während der Katheterisierung**	Informieren Sie den Patienten während der Katheterisierung laufend über alle Schritte und beobachten Sie ihn regelmässig.	Informationen geben dem Patienten das Gefühl von Kontrolle und Sicherheit und helfen, Ängste abzubauen. Gutes Beobachten hilft der Pflegefachperson, zu erkennen, ob die Prozedur für den Patienten schmerzhaft ist.	Tragen Sie evtl. einen Mundschutz.
Lagerung	Decken Sie den Patienten ab, lassen Sie ihn eine Rückenlage einnehmen oder unterstützen Sie ihn dabei. Die flüssigkeitsdichte Schutzunterlage wird unter das Becken des Patienten geschoben. Decken Sie den Patienten noch einmal zu.	Durch eine optimale Lage kann die transurethrale Blasenkatheterisierung schnell und den aseptischen Richtlinien entsprechend korrekt durchgeführt werden.	Das Material muss so weit bereitstehen, dass die Katheterisierung sofort und effizient durchgeführt werden kann.
Desinfektion	Ziehen Sie sterile Handschuhe an. Wenn Sie nicht mit der Pinzette arbeiten, ziehen Sie das zweite Paar sterile Handschuhe über.	Sterile Handschuhe garantieren aseptisches Arbeiten.	Sobald Sie die sterilen Handschuhe angezogen haben, dürfen Sie keine unsterilen Gegenstände mehr berühren.

HANDLUNGSSCHRITTE	BESCHREIBUNG	BEGRÜNDUNG	HINWEISE
Durchführung am Patienten			
	Lassen Sie den Patienten sich abdecken und die Beine spreizen. Breiten Sie evtl. das Lochtuch mit dem Schlitz nabelwärts so aus, dass der Penis auf der sterilen Fläche liegt.	Das Lochtuch verhindert die Kontamination des Katheters vor dem Einführen in die Harnröhre.	
	Schieben Sie das *Präputium* mit der nicht führenden Hand (Rechtshänder links und umgekehrt) zurück, ohne Kraft anzuwenden. Die Hand bleibt in dieser Position, bis der Katheter eingeführt ist. Bereiten Sie den Patienten darauf vor, dass das Desinfektionsmittel sich kalt anfühlt.	Wenn Kraft angewendet werden muss, um das *Präputium* zurückzuschieben, deutet das auf eine Phimose hin.	Bei einer bestehenden Phimose darf das *Präputium* nicht gänzlich hinter die *Glans* geschoben werden.
	Desinfizieren Sie mit der Arbeitshand *Glans penis* und Harnröhrenöffnung zuerst kreisförmig, danach in Richtung Peniswurzel von der Harnröhre weg, je zweimal. Verwenden Sie dazu jeweils einen neuen Tupfer. Mit dem letzten Tupfer desinfizieren Sie die leicht gespreizte Harnröhrenöffnung nochmals. Beachten Sie die Einwirkzeit des Mittels. Entsorgen Sie die Tupfer, und bei Variante 3 (Durchführung ohne Pinzette) den verunreinigten Handschuh im Abfallbehälter.	Die Desinfektion dient der Beseitigung von Bakterien aus der Harnröhrenumgebung.	Die Desinfektion und Katheterisierung kann auf drei unterschiedliche Weisen erfolgen: 1. Die Desinfektion wird mit einem sterilen Handschuh durchgeführt, anschliessend wird der Katheter mit einer sterilen Pinzette eingelegt. 2. Die Desinfektion wird mit der sterilen Pinzette durchgeführt, dann wird der Katheter mit einem sterilen Handschuh eingelegt. 3. Es werden an der führenden Hand (Rechtshänderinnen rechts und umgekehrt) zwei gut sitzende Handschuhe angezogen. Nach der Desinfektion von Hand wird der zweite Handschuh entfernt. Achten Sie dabei besonders auf die Sterilität des verbleibenden ersten Handschuhs.

HANDLUNGSSCHRITTE	BESCHREIBUNG	BEGRÜNDUNG	HINWEISE
Durchführung am Patienten			
Gleitmittel einbringen	Tragen Sie auf die Katheterspitze und um die Harnröhrenöffnung Gleitmittel auf und bringen Sie den Rest in die Harnröhre ein. Führen Sie dazu die Spitze der Spritze vorsichtig in die Öffnung und spritzen Sie das Gleitmittel sehr langsam hinein. Pressen Sie mit den Fingern den Penis hinter der *Glans* leicht zusammen, damit das Gleitmittel nicht herausfliesst. Beachten Sie bei anästhesierendem Gleitmittel die Einwirkzeit.	Durch das Gleitmittel werden Schleimhautverletzungen der Harnröhre vermieden – so lässt sich das Risiko späterer Harnröhrenstrikturen vermindern. Die Schmerzlinderung durch das Lokalanästhetikum verhindert eine Kontraktion des *Musculus sphincter externus.*	
Katheter fassen	Stellen Sie die sterile Auffangschale zwischen die Beine des Patienten (auf das sterile Lochtuch). Fassen Sie den Katheter etwa 4 cm unterhalb der Spitze mit Daumen und Zeigefinger der Arbeitshand (oder mit der Pinzette) und klemmen Sie das Ende zwischen Ring- und kleinem Finger über dem Handrücken fest.	So wird verhindert, dass Urin in das Bett fliesst. Urin für allfällige Untersuchungen kann aus der sterilen Schale entnommen werden. Das Katheterende wird vor Kontamination aus der unsterilen Umgebung geschützt.	
Katheter einführen 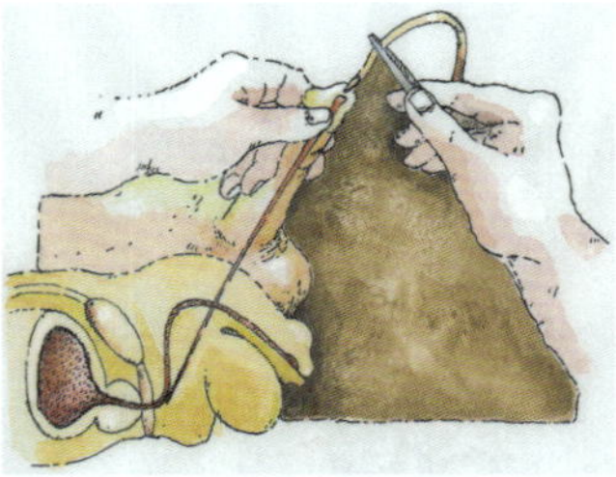 → SEITE 81	Strecken Sie den Penis zuerst in Richtung Decke und führen Sie den Katheter nun durch Nachfassen ca. 15 cm in die Harnröhre ein, strecken Sie danach den Penis Richtung Fussende und schieben Sie den Katheter nach, bis Urin in die Auffangschale fliesst. Schieben Sie den Katheter weitere 2–3 cm vor und fixieren Sie ihn mit der nicht führenden Hand in dieser Position. Schliessen Sie das Urinableitungssystem am Katheterende an.	Durch das Strecken des Penis Richtung Decke und, wenn der Katheter ca. 15 cm eingeführt ist, Richtung Fussende des Bettes werden die anatomischen Krümmungen *(via falsa)* besser überwunden. Die Verletzungsgefahr wird reduziert. Der Ballon liegt hinter den Katheteraugen, durch die der Urin abfliesst. Das Vorschieben verhindert, dass der Ballon noch in der Harnröhre gefüllt wird.	Der Katheter kann vor dem Anschliessen des Urinableitungssystems geblockt werden (siehe nächsten Schritt).

HANDLUNGSSCHRITTE	BESCHREIBUNG	BEGRÜNDUNG	HINWEISE
Durchführung am Patienten			
Katheter blocken	Füllen Sie den Ballon über das Ventil mit der vom Hersteller angegebenen Menge *Aqua destillata*. Fragen Sie den Patienten, ob er dabei Schmerzen verspürt. Ziehen Sie den Katheter vorsichtig zurück, bis Widerstand spürbar wird.	Der Katheter wird durch den Ballon in der Blase gesichert, er kann nicht mehr herausrutschen. Wenn Schmerzen auftreten, ist die Lage des Ballons nicht korrekt. *Aqua destillata* kristallisiert nicht aus (anders als NaCl 0,9 %), sodass der Ballon vor der Katheterentfernung jederzeit ohne Schwierigkeiten entleert werden kann.	Das Urinableitungssystem kann vor dem Blocken angeschlossen werden (siehe vorangehenden Schritt).
Urinabfluss	Lassen Sie bei stark gefüllter Blase maximal 500 ml Urin abfliessen. Klemmen Sie danach den Ableitungsschlauch des Auffangsystems mit einer Plastikklemme ab. Lassen Sie nach jeweils 30 Minuten Wartezeit weitere 500 ml Urin abfliessen, bis die Blase entleert ist. Lassen Sie danach den Abfluss je nach Verordnung offen oder öffnen Sie ihn intermittierend.	Durch das Ablassen von maximal 500 ml Urin kann ein Druckausgleich im kleinen Becken hergestellt werden. Eine Blasenatonie wird dadurch verhindert.	
Wohlbefinden fördern	Auffangschale und Lochtuch werden entfernt. Ziehen Sie das *Präputium* wieder über die *Glans*. Fordern Sie den Patienten auf, die Intimgegend zu reinigen, oder unterstützen Sie ihn dabei. Helfen Sie ihm dabei, die gewünschte Lage einzunehmen.	Das Wohlbefinden des Patienten wird erhöht. Wird das *Präputium* nicht über die *Glans* gezogen, besteht die Gefahr einer Paraphimose.	

HANDLUNGSSCHRITTE	BESCHREIBUNG	BEGRÜNDUNG	HINWEISE
Nachsorge			
♀♂ **Anleiten im Umgang mit dem Blasenkatheter**	Fordern Sie die Patientin/den Patienten auf, sich bei Schwierigkeiten, ungewöhnlichen Begleiterscheinungen wie Schmerzen, Brennen in der Harnröhre, Harndrang, Verfärbungen oder fehlendem Urin sofort zu melden. Instruieren Sie die Patientin oder den Patienten, dass der Auffangbeutel immer unterhalb des Blasenniveaus befestigt werden muss, sodass der Urin beim Abfliessen keine Steigung zu überwinden hat.	Komplikationen lassen sich frühzeitig erkennen. Eine Abflussstörung oder ein Urinrückfluss wird verhindert, ebenso, dass sich im Ableitungsschlauch Bakterien ansammeln.	
Beurteilung der Pflegehandlung	Versichern Sie sich, dass die Patientin/der Patient Ihre Anweisungen verstanden hat, fragen Sie nach, ob sie/er zufrieden ist, und klären Sie, ob allenfalls weitere Fragen oder Unsicherheiten bestehen.	Die Interventionen werden mit der Patientin/dem Patienten überprüft.	
Materialentsorgung	Ziehen Sie die Handschuhe korrekt aus und entsorgen Sie sie mit allen Einwegmaterialien direkt in den Abfalleimer. Reinigen Sie Auffang- und Desinfektionsschale, Pinzette, Nadel usw. fachgerecht, geben Sie das Material zur Aufbereitung in die Sterilisation und/oder entsorgen Sie es. Desinfizieren Sie die verwendete Ablagefläche. Desinfizieren Sie sich die Hände.		
Dokumentation	Halten Sie die Pflegeintervention mit Charrière des Katheters, Blockungsmenge und entleerter Urinmenge in der Pflegedokumentation fest. Notieren Sie allfällige Schwierigkeiten, Beschwerden der Patientin/des Patienten und weitere Beobachtungen.	Die Pflegekontinuität wird gesichert.	

EINEN TRANSURETHRALEN BLASENDAUERKATHETER LEGEN – OHNE ASSISTENZ – ARBEITSAUFTRAG

Auftrag

Führen Sie auf der Grundlage der vorhandenen Kenntnisse, des Fallbeispieles und des Vorkenntnistests den Handlungsablauf *Einen Blasendauerkatheter legen – ohne Assistenz* bei einer Patientin oder einem Patienten durch.
Der Auftrag wird an einer Pflegepuppe durchgeführt.

Sozialform

Paararbeit

Verteilen Sie unter sich die folgenden Rollen:

- 1 Pflegefachperson
- 1 Beobachterin/Beobachter

Medien

Die Pflegefachperson benutzt den Handlungsablauf und die Beobachterin/der Beobachter die Beobachtungscheckliste zur Überprüfung und Unterstützung.

Die Intervention wird abwechslungsweise geübt.

Zeit

60 Minuten

Feedback nach der Übung

Pflegefachperson

- Was ist mir gut gelungen?
- Wo fühlte ich mich sicher?
- Wo traten Schwierigkeiten/Unsicherheiten auf?
- Welche Erkenntnisse ziehe ich daraus?

Beobachterin/ Beobachter

… gibt zu folgenden Punkten ein Feedback:

- Wurde das benötigte Material vollständig und korrekt gerichtet?
- War das Vorgehen gemäss der Beobachtungscheckliste sorgfältig und korrekt?
- Wurde bei Unklarheiten nachgefragt?
- Wurden die Prinzipien der Asepsis und Antisepsis eingehalten?
- Hat die/der Pflegende atraumatisch gearbeitet?
- Hatte die Patientin/der Patient Gelegenheit, Fragen zu stellen oder Unsicherheiten zu äussern?
- Wurde die Patientin/der Patient laufend informiert?

Überlegungen zum Ablauf werden in der Abschlussphase gemeinsam reflektiert.

ZU SEITE 47, 73

Nach dem Einführen des Katheters in die Harnröhre wird er durch Nachfassen mit der Pinzette vorsichtig und langsam weiter eingeführt. Wenn Urin in die Auffangschale fliesst, schieben Sie den Katheter noch weitere 2–3 cm vor. Sie verhindern damit, dass der Ballon noch in der Harnröhre gefüllt wird.

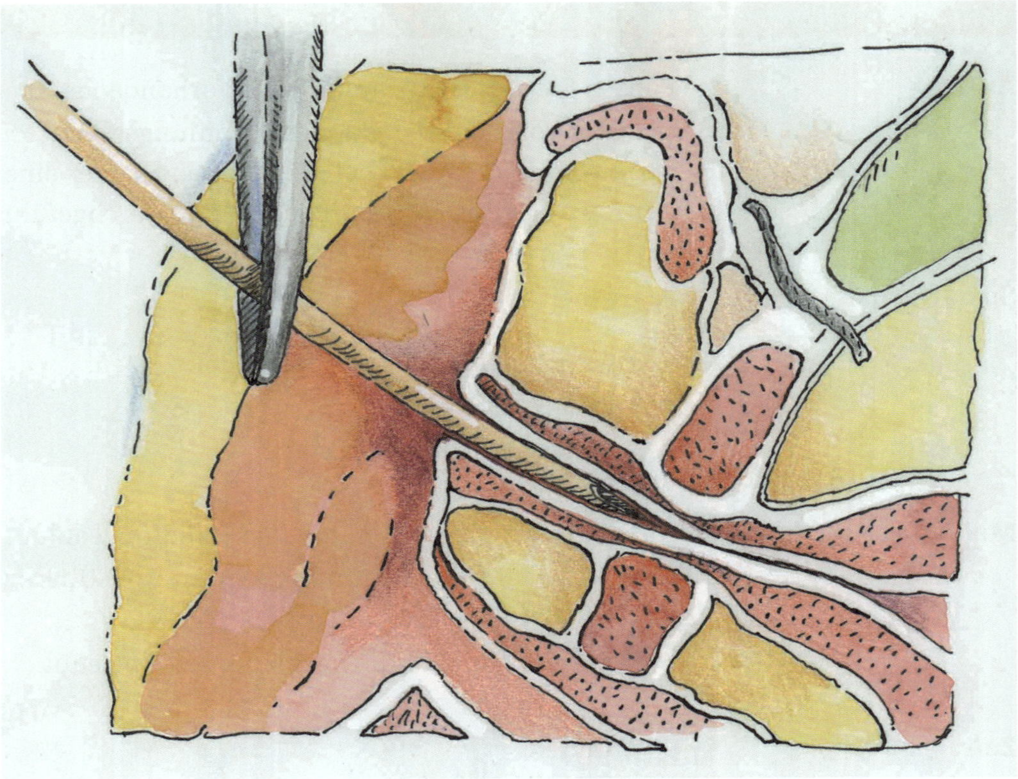

ZU SEITE 47, 73

Füllen Sie den Ballon mit der vom Hersteller angegebenen Menge *Aqua destillata* und ziehen ihn vorsichtig zurück, bis ein Widerstand spürbar ist. Verwenden Sie wegen der Kristallisationsgefahr nie NaCI 0,9%.

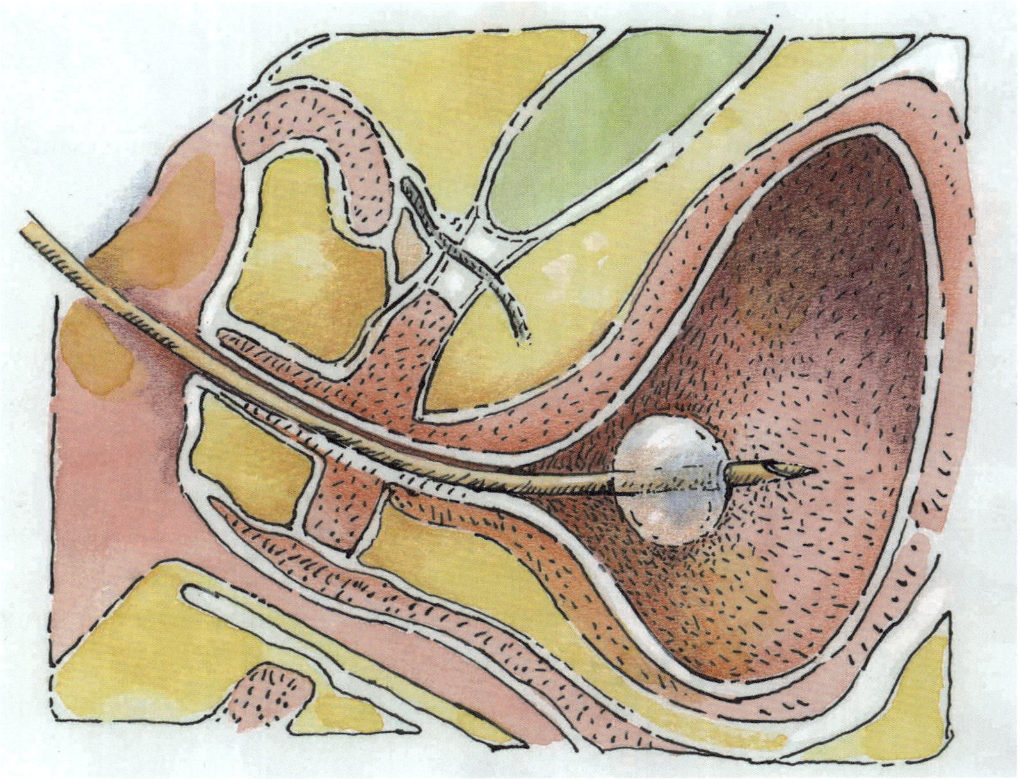

ZU SEITE 51, 76

Um die anatomischen Krümmungen besser zu überwinden, strecken Sie beim Einführen des transurethralen Katheters den Penis zuerst gegen die Decke. Nach ca. 15 cm strecken Sie den Penis in Richtung Fussende des Bettes. Sie reduzieren dadurch die Verletzungsgefahr.
Sollte beim Einführen des Katheters ein Widerstand verspürt werden, darf auf keinen Fall gegen den Widerstand weiter geschoben werden. Dies könnte zu Schleimhautverletzungen oder einer Perforation führen.

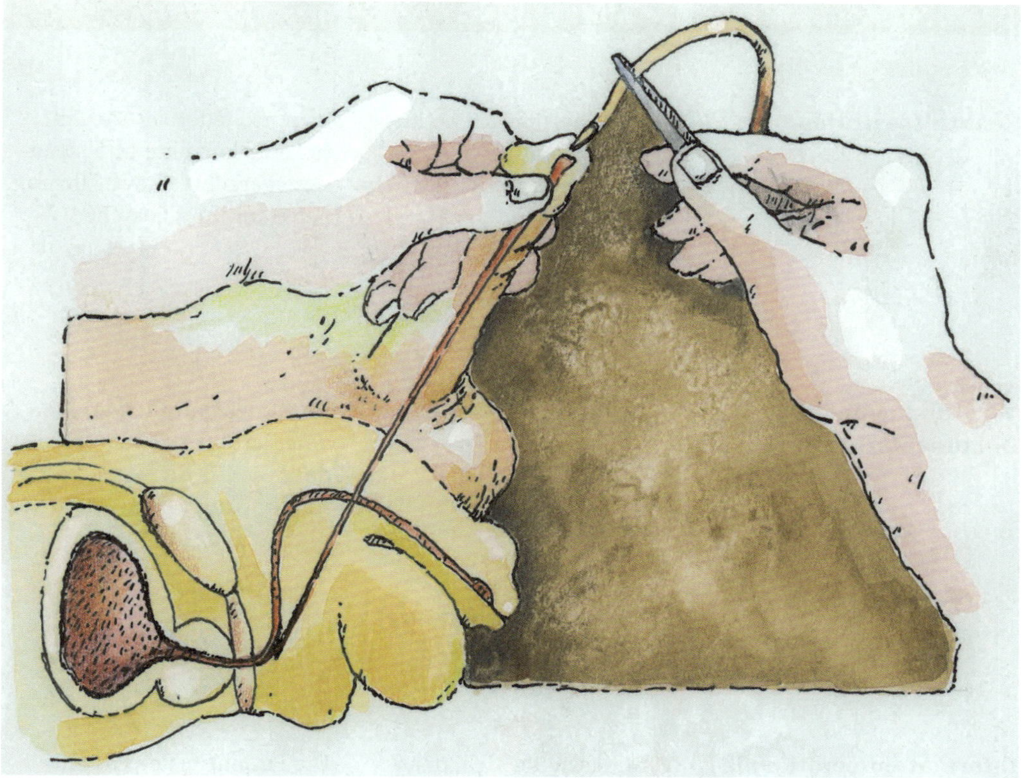

Einen transurethralen Blasendauerkatheter legen – ohne Assistenz – Beobachtungscheckliste

HANDLUNGSSCHRITTE	BESCHREIBUNG	BEGRÜNDUNG	BEOBACHTUNGEN
Vorbereitung			
Kenntnisse prüfen	Prüfen Sie, ob Ihre Kenntnisse über Indikation, Durchführung und mögliche Komplikationen der Handlung und deren Bedeutung für die Patientin/den Patienten ausreichend sind.	Es muss jederzeit Gewähr für eine korrekte und situationsgerechte Durchführung der Handlung bestehen.	☐ richtig ☐ falsch ☐ nicht ausgeführt
Verordnung und Dokumentation prüfen	Informieren Sie sich in der Dokumentation über die genaue Verordnung. Klären Sie ab, ob Allergien bekannt sind, und berücksichtigen Sie diese Informationen. Bei Latexallergien muss ein Silikonkatheter verordnet werden.	Dass die Handlung an Sie delegiert wird, bedeutet, dass Sie für die korrekte Ausführung verantwortlich und haftbar sind.	☐ richtig ☐ falsch ☐ nicht ausgeführt
Information/emotionale Situation der Patientin/des Patienten	Versichern Sie sich, dass die Patientin/der Patient vom Arzt über die Einlage eines transurethralen Blasenkatheters informiert wurde, und klären Sie gegebenenfalls offene Fragen und Unsicherheiten.	Die Patientin/der Patient hat das ethisch begründbare Recht auf umfassende Information. Die transurethrale Blasenkatheterisierung stellt einen Eingriff in die Intimsphäre dar und kann mit Angst- und Schamgefühlen einhergehen.	☐ richtig ☐ falsch ☐ nicht ausgeführt
Material vorbereiten	Händedesinfektion. Legen Sie das notwendige Material auf einem desinfizierten Wagen bereit: – Abfalleimer, – Schutzunterlage fürs Bett, – Händedesinfektionsmittel, – 2 Blasendauerkatheter, – 1 steriles Abdecktuch, um eine sterile Ablagefläche zur Verfügung zu haben, – 1 Paar sterile Handschuhe und eine sterile anatomische Pinzette *oder* 2 Paar sterile Handschuhe, – Schleimhautdesinfektionsmittel mit einer sterilen Schale, – 6 sterile Kugeltupfer, – Gleitmittel, evtl. mit anästhesierender Wirkung,	Es muss für eine ökonomische, prozesshafte und situationsgerechte Ausführung der Pflegeintervention jederzeit Gewähr bestehen. Zur Reduktion nosokomialer Infektionen bei der Einlage von Drainagen in das Körperinnere ist absolute Sterilität des Materials Voraussetzung.	☐ richtig ☐ falsch ☐ nicht ausgeführt

HANDLUNGSSCHRITTE	BESCHREIBUNG	BEGRÜNDUNG	BEOBACHTUNGEN
Vorbereitung			
	– 1 sterile Auffangschale für den Urin, – Urinableitungssystem mit Rückflussventil, Aufhängevorrichtung, – 10-ml-Spritze mit Aufziehnadel und 10 ml *Aqua destillata* zum Füllen des Katheterballons. Überprüfen Sie bei allen sterilen Materialien das Ablaufdatum.		
Vorbereiten des Zimmers	Vermeiden Sie im Zimmer der Patientin/des Patienten Zugluft, schliessen Sie die Fenster und halten Sie die persönlichen antiseptischen Regeln ein (Hände waschen, desinfizieren usw.). Sorgen Sie für ein ungestörtes Arbeiten (Mitpatientinnen und -patienten, Besucher und Besucherinnen usw.), installieren Sie den Blickschutz. Sorgen Sie für ausreichende Beleuchtung.	So lässt sich eine Kontamination der Materialien verhindern und lassen sich nosokomiale Infektionen vermeiden. Die Intim- und Privatsphäre wird so weit als möglich beachtet. Zugleich schaffen Sie sich so optimale, effiziente Arbeitsbedingungen.	☐ richtig ☐ falsch ☐ nicht ausgeführt
Material auf der Arbeitsfläche vorbereiten	Trennen Sie die Arbeitsfläche in einen sterilen und einen unsterilen Bereich. Bereiten Sie den Abfalleimer (Abwurf) vor. Legen Sie auf der unsterilen Fläche das Hände- und Schleimhautdesinfektionsmittel, das Urinableitesystem, 1 Paar sterile Handschuhe und die 10-ml-Spritze mit dem aufgezogenen *Aqua destillata* bereit.	Damit der Katheter ohne Assistenz eingelegt werden kann, ist das korrekte und systematische Anordnen des Materials in der richtigen Reihenfolge Voraussetzung.	☐ richtig ☐ falsch ☐ nicht ausgeführt
	Schaffen Sie sich mit dem Abdecktuch eine sterile Fläche. Öffnen Sie unter Berücksichtigung der Asepsis das Katheterset oder die einzelnen sterilen Materialien		☐ richtig ☐ falsch ☐ nicht ausgeführt

HANDLUNGSSCHRITTE	BESCHREIBUNG	BEGRÜNDUNG	BEOBACHTUNGEN
Vorbereitung			
	(Pinzette *oder* 1 Paar sterile Handschuhe, sterile Schale mit Kugeltupfer, 1 Katheter, Gleitmittel, Urinauffangschale) und ordnen Sie diese Materialien ohne Kontamination auf der sterilen Fläche an. Tränken Sie die Kugeltupfer mit Schleimhautdesinfektionsmittel.		☐ richtig ☐ falsch ☐ nicht ausgeführt
Durchführung an der Patientin			
♀ **Betreuung der Patientin während der Katheterisierung**	Informieren Sie die Patientin während der Katheterisierung laufend über alle Schritte und beobachten Sie sie regelmässig.	Informationen geben der Patientin das Gefühl von Kontrolle und Sicherheit und helfen, Ängste abzubauen. Gutes Beobachten hilft der Pflegefachperson, zu erkennen, ob die Prozedur für die Patientin schmerzhaft ist.	☐ richtig ☐ falsch ☐ nicht ausgeführt
Lagerung	Decken Sie die Patientin ab und halten Sie sie dazu an, sich in der Rückenlage hinzulegen, oder unterstützen Sie sie dabei. Schieben Sie die flüssigkeitsdichte Schutzunterlage unter das Becken der Patientin. Decken Sie die Patientin nochmals zu.	Durch eine optimale Lage kann die transurethrale Blasenkatheterisierung schnell und den aseptischen Richtlinien entsprechend korrekt durchgeführt werden.	☐ richtig ☐ falsch ☐ nicht ausgeführt
Desinfektion	Ziehen Sie sterile Handschuhe an. Wenn nicht mit der Pinzette gearbeitet wird, ziehen Sie an der führenden Hand einen zweiten sterilen Handschuh über. Fordern Sie die Patientin auf, sich abzudecken, beide Beine aufzustellen und zu spreizen. Breiten Sie evtl. das Lochtuch mit dem Schlitz nabelwärts so aus, dass die Harnröhre gut zugänglich bleibt.	Sterile Handschuhe garantieren aseptisches Arbeiten. Das Lochtuch verhindert eine Kontamination des Katheters vor dem Einführen in die Harnröhre.	☐ richtig ☐ falsch ☐ nicht ausgeführt

HANDLUNGSSCHRITTE	BESCHREIBUNG	BEGRÜNDUNG	BEOBACHTUNGEN
Durchführung an der Patientin			
	Spreizen Sie die Labien mit der nicht führenden Hand (Rechtshänder links und umgekehrt). Die Hand bleibt in dieser Position, bis der Katheter eingeführt ist. Bereiten Sie die Patientin darauf vor, dass das Desinfektionsmittel sich kalt anfühlt. Mit der Arbeitshand desinfizieren Sie nun die äusseren und inneren Labien mit je zwei Tupfern.	Die Desinfektion dient der Beseitigung von Bakterien aus der Harnröhrenumgebung.	☐ richtig ☐ falsch ☐ nicht ausgeführt
	Führen Sie die Wischdesinfektion von der Symphyse zum Anus durch, beachten Sie die Einwirkzeit des Mittels. Mit dem fünften Tupfer desinfizieren Sie die Harnröhre.		☐ richtig ☐ falsch ☐ nicht ausgeführt
	Entsorgen Sie die Tupfer direkt in den Abfalleimer. Legen Sie den sechsten Tupfer vor die Vagina. Bei Variante 3 (Durchführung ohne Pinzette) ziehen Sie nun den verunreinigten Handschuh aus und entsorgen ihn.		☐ richtig ☐ falsch ☐ nicht ausgeführt
Gleitmittel einbringen	Tragen Sie auf die Katheterspitze und um die Harnröhrenöffnung Gleitmittel auf und bringen Sie den Rest in die Harnröhre ein. Dazu führen Sie die Spitze der Spritze vorsichtig in die Öffnung und spritzen das Gleitmittel sehr langsam hinein. Beachten Sie bei anästhesierendem Gleitmittel dessen Einwirkzeit.	Durch das Gleitmittel werden Schleimhautverletzungen der Harnröhre vermieden – so lässt sich das Risiko späterer Harnröhrenstrikturen vermindern. Die Schmerzlinderung durch das Lokalanästhetikum verhindert eine Kontraktion des *Musculus sphincter externus*.	☐ richtig ☐ falsch ☐ nicht ausgeführt

HANDLUNGSSCHRITTE	BESCHREIBUNG	BEGRÜNDUNG	BEOBACHTUNGEN
Durchführung an der Patientin			
Katheter fassen	Stellen Sie die sterile Auffangschale zwischen die Beine der Patientin (auf das sterile Lochtuch). Fassen Sie den Katheter etwa 4 cm unterhalb der Spitze mit Daumen und Zeigefinger der Arbeitshand (oder mit der Pinzette), klemmen Sie das Ende zwischen Ring- und kleinem Finger über dem Handrücken fest.	So wird verhindert, dass Urin in das Bett fliesst. Urin für allfällige Untersuchungen kann aus der sterilen Schale entnommen werden. Das Katheterende wird so vor Kontamination mit der unsterilen Umgebung geschützt.	☐ richtig ☐ falsch ☐ nicht ausgeführt
Katheter einführen	Führen Sie den Katheter durch Nachfassen so weit in die Harnröhre ein, bis Urin in die Auffangschale fliesst. Schieben Sie den Katheter nun weitere 2–3 cm vor und fixieren Sie ihn mit der nicht führenden Hand in dieser Position. Schliessen Sie das Urinableitungssystem am Katheterende an.	Der Ballon liegt hinter den Katheteraugen, durch die der Urin abfliesst. Das Vorschieben verhindert, dass der Ballon noch in der Harnröhre gefüllt wird.	☐ richtig ☐ falsch ☐ nicht ausgeführt
Katheter blocken	Füllen Sie den Ballon über das Ventil mit der vom Hersteller angegebenen Menge *Aqua destillata*. Fragen Sie die Patientin, ob sie dabei Schmerzen verspürt. Ziehen Sie den Katheter vorsichtig zurück, bis Widerstand spürbar wird.	Der Katheter wird durch den Ballon in der Blase gesichert, er kann nicht mehr herausrutschen. Wenn Schmerzen auftreten, ist die Lage des Ballons nicht korrekt. *Aqua destillata* kristallisiert nicht aus (anders als NaCl 0,9%), sodass der Ballon vor der Katheterentfernung jederzeit ohne Schwierigkeiten entleert werden kann.	☐ richtig ☐ falsch ☐ nicht ausgeführt
Urinabfluss	Lassen Sie bei stark gefüllter Blase maximal 500 ml Urin abfliessen. Danach klemmen Sie den Ableitungsschlauch des Auffangsystems mit einer Plastikklemme ab.	Durch das Ablassen von maximal 500 ml Urin kann ein Druckausgleich im kleinen Becken hergestellt werden. Eine Blasenatonie wird dadurch verhindert.	☐ richtig ☐ falsch ☐ nicht ausgeführt

HANDLUNGSSCHRITTE	BESCHREIBUNG	BEGRÜNDUNG	BEOBACHTUNGEN
Durchführung an der Patientin			
	Nach jeweils 30 Minuten Wartezeit lassen Sie weitere 500 ml Urin abfliessen, bis die Blase entleert ist. Lassen Sie danach den Abfluss je nach Verordnung offen oder öffnen Sie ihn intermittierend.		☐ richtig ☐ falsch ☐ nicht ausgeführt
Wohlbefinden fördern	Entfernen Sie den sechsten Tupfer vor der Vagina, die Auffangschale und das Lochtuch. Fordern Sie die Patientin auf, die Intimgegend zu reinigen, oder unterstützen Sie sie dabei. Helfen Sie der Patientin, die gewünschte Lage einzunehmen.	 Das Wohlbefinden der Patientin wird erhöht.	☐ richtig ☐ falsch ☐ nicht ausgeführt

Notizen

HANDLUNGSSCHRITTE	BESCHREIBUNG	BEGRÜNDUNG	BEOBACHTUNGEN
Durchführung am Patienten			
♂ **Betreuung des Patienten während der Katheterisierung**	Informieren Sie den Patienten während der Katheterisierung laufend über alle Schritte und beobachten Sie ihn regelmässig.	Informationen geben dem Patienten das Gefühl von Kontrolle und Sicherheit und helfen. Gutes Beobachten hilft der Pflegefachperson, zu erkennen, ob die Prozedur für den Patienten schmerzhaft ist.	☐ richtig ☐ falsch ☐ nicht ausgeführt
Lagerung **Desinfektion**	Decken Sie den Patienten ab, lassen Sie ihn eine Rückenlage einnehmen oder unterstützen Sie ihn dabei. Die flüssigkeitsdichte Schutzunterlage wird unter das Becken des Patienten geschoben. Decken Sie den Patienten noch einmal zu.	Durch eine optimale Lage kann die transurethrale Blasenkatheterisierung schnell und den aseptischen Richtlinien entsprechend korrekt durchgeführt werden.	☐ richtig ☐ falsch ☐ nicht ausgeführt
	Ziehen Sie sterile Handschuhe an. Wenn Sie nicht mit der Pinzette arbeiten, ziehen Sie an der führenden Hand einen zweiten sterilen Handschuh über. Lassen Sie den Patienten sich abdecken und die Beine spreizen. Breiten Sie evtl. das Lochtuch mit dem Schlitz nabelwärts so aus, dass der Penis auf der sterilen Fläche liegt.	Das Lochtuch verhindert die Kontamination des Katheters vor dem Einführen in die Harnröhre.	☐ richtig ☐ falsch ☐ nicht ausgeführt
	Schieben Sie das *Präputium* mit der nicht führenden Hand (Rechtshänder links und umgekehrt) zurück, ohne Kraft anzuwenden. Die Hand bleibt in dieser Position, bis der Katheter eingeführt ist. Bereiten Sie den Patienten darauf vor, dass das Desinfektionsmittel sich kalt anfühlt.	Wenn Kraft angewendet werden muss, um das *Präputium* zurückzuschieben, deutet das auf eine Phimose hin.	☐ richtig ☐ falsch ☐ nicht ausgeführt
	Desinfizieren Sie mit der Arbeitshand *Glans penis* und Harnröhrenöffnung zuerst kreisförmig, danach	Die Desinfektion dient der Beseitigung von Bakterien aus der Harnröhrenumgebung.	☐ richtig ☐ falsch ☐ nicht ausgeführt

HANDLUNGSSCHRITTE	BESCHREIBUNG	BEGRÜNDUNG	BEOBACHTUNGEN
Durchführung am Patienten			
	in Richtung Peniswurzel von der Harnröhre weg, je zweimal. Verwenden Sie dazu jeweils einen neuen Tupfer. Mit dem letzten Tupfer desinfizieren Sie die leicht gespreizte Harnröhrenöffnung nochmals. Beachten Sie die Einwirkzeit des Mittels. Entsorgen Sie die Tupfer, und bei Variante 3 (Durchführung ohne Pinzette) den verunreinigten Handschuh im Abfallbehälter.		
Gleitmittel einbringen	Tragen Sie auf die Katheterspitze und um die Harnröhrenöffnung Gleitmittel auf und bringen Sie den Rest in die Harnröhre ein. Führen Sie dazu die Spitze der Spritze vorsichtig in die Öffnung und spritzen Sie das Gleitmittel sehr langsam hinein. Pressen Sie mit den Fingern den Penis hinter der *Glans* leicht zusammen, damit das Gleitmittel nicht herausfliesst. Beachten Sie bei anästhesierendem Gleitmittel die Einwirkzeit.	Durch das Gleitmittel werden Schleimhautverletzungen der Harnröhre vermieden – so lässt sich das Risiko späterer Harnröhrenstrikturen vermindern. Die Schmerzlinderung durch das Lokalanästhetikum verhindert eine Kontraktion des *Musculus sphincter externus.*	☐ richtig ☐ falsch ☐ nicht ausgeführt
Katheter fassen	Stellen Sie die sterile Auffangschale zwischen die Beine des Patienten (auf das sterile Lochtuch). Fassen Sie den Katheter etwa 4 cm unterhalb der Spitze mit Daumen und Zeigefinger der Arbeitshand (oder mit der Pinzette) und klemmen Sie das Ende zwischen Ring- und kleinem Finger über dem Handrücken fest.	So wird verhindert, dass Urin in das Bett fliesst. Urin für allfällige Untersuchungen kann aus der sterilen Schale entnommen werden. Das Katheterende wird vor Kontamination aus der unsterilen Umgebung geschützt.	☐ richtig ☐ falsch ☐ nicht ausgeführt

HANDLUNGSSCHRITTE	BESCHREIBUNG	BEGRÜNDUNG	BEOBACHTUNGEN
Durchführung am Patienten			
Katheter einführen	Strecken Sie den Penis zuerst in Richtung Decke und führen Sie den Katheter nun durch Nachfassen ca. 15 cm in die Harnröhre ein, strecken Sie danach den Penis Richtung Fussende und schieben Sie den Katheter nach, bis Urin in die Auffangschale fliesst. Schieben Sie den Katheter weitere 2–3 cm vor und fixieren Sie ihn mit der nicht führenden Hand in dieser Position. Schliessen Sie das Urinableitungssystem am Katheterende an.	Durch das Strecken des Penis Richtung Decke und, wenn der Katheter ca. 15 cm eingeführt ist, Richtung Fussende werden die anatomischen Krümmungen *(via falsa)* besser überwunden. Die Verletzungsgefahr wird reduziert. Der Ballon liegt hinter den Katheteraugen, durch die der Urin abfliesst. Das Vorschieben verhindert, dass der Ballon noch in der Harnröhre gefüllt wird.	☐ richtig ☐ falsch ☐ nicht ausgeführt
Katheter blocken	Füllen Sie den Ballon über das Ventil mit der vom Hersteller angegebenen Menge *Aqua destillata.* Fragen Sie den Patienten, ob er dabei Schmerzen verspürt. Ziehen Sie den Katheter vorsichtig zurück, bis Widerstand spürbar wird.	Der Katheter wird durch den Ballon in der Blase gesichert, er kann nicht mehr herausrutschen. Wenn Schmerzen auftreten, ist die Lage des Ballons nicht korrekt. *Aqua destillata* kristallisiert nicht aus (anders als NaCl 0,9 %), sodass der Ballon vor der Katheterentfernung jederzeit ohne Schwierigkeiten entleert werden kann.	☐ richtig ☐ falsch ☐ nicht ausgeführt
Urinabfluss	Lassen Sie bei stark gefüllter Blase maximal 500 ml Urin abfliessen. Klemmen Sie danach den Ableitungsschlauch des Auffangsystems mit einer Plastikklemme ab. Lassen Sie nach jeweils 30 Minuten Wartezeit weitere 500 ml Urin abfliessen, bis die Blase entleert ist. Lassen Sie danach den Abfluss je nach Verordnung offen oder öffnen Sie ihn intermittierend.	Durch das Ablassen von maximal 500 ml Urin kann ein Druckausgleich im kleinen Becken hergestellt werden. Eine Blasenatonie wird dadurch verhindert.	☐ richtig ☐ falsch ☐ nicht ausgeführt

HANDLUNGSSCHRITTE	BESCHREIBUNG	BEGRÜNDUNG	BEOBACHTUNGEN
Durchführung am Patienten			
Wohlbefinden fördern	Auffangschale und Lochtuch werden entfernt. Ziehen Sie das *Präputium* wieder über die *Glans.* Fordern Sie den Patienten auf, die Intimgegend zu reinigen, oder unterstützen Sie ihn dabei. Helfen Sie ihm dabei, die gewünschte Lage einzunehmen.	Das Wohlbefinden des Patienten wird erhöht. Wird das *Präputium* nicht über die *Glans* gezogen, besteht die Gefahr einer Paraphimose.	☐ richtig ☐ falsch ☐ nicht ausgeführt

Notizen

HANDLUNGSSCHRITTE	BESCHREIBUNG	BEGRÜNDUNG	BEOBACHTUNGEN
Nachsorge			
♀♂ **Anleiten im Umgang mit dem Blasenkatheter**	Fordern Sie die Patientin/den Patienten auf, sich bei Schwierigkeiten, ungewöhnlichen Begleiterscheinungen wie Schmerzen, Brennen in der Harnröhre, Harndrang, Verfärbungen oder fehlendem Urin sofort zu melden. Instruieren Sie die Patientin oder den Patienten, dass der Auffangbeutel immer unterhalb des Blasenniveaus befestigt werden muss, sodass der Urin beim Abfliessen keine Steigung zu überwinden hat.	Komplikationen lassen sich frühzeitig erkennen. Eine Abflussstörung oder ein Urinrückfluss wird verhindert, ebenso, dass sich im Ableitungsschlauch Bakterien ansammeln.	☐ richtig ☐ falsch ☐ nicht ausgeführt
Beurteilung der Pflegehandlung	Versichern Sie sich, dass die Patientin/der Patient Ihre Anweisungen verstanden hat, fragen Sie nach, ob sie/er zufrieden ist, und klären Sie, ob allenfalls weitere Fragen oder Unsicherheiten bestehen.	Die Interventionen werden mit der Patientin/dem Patienten überprüft.	☐ richtig ☐ falsch ☐ nicht ausgeführt
Materialentsorgung	Ziehen Sie die Handschuhe korrekt aus und entsorgen Sie sie mit allen Einwegmaterialien direkt in den Abfalleimer. Reinigen Sie Auffang- und Desinfektionsschale, Pinzette, Nadel usw. fachgerecht, geben Sie das Material zur Aufbereitung in die Sterilisation und/oder entsorgen Sie es. Desinfizieren Sie die verwendete Ablagefläche. Desinfizieren Sie sich die Hände.		☐ richtig ☐ falsch ☐ nicht ausgeführt
Dokumentation	Halten Sie die Pflegeintervention mit Charrière des Katheters, Blockungsmenge und entleerter Urinmenge in der Pflegedokumentation fest. Notieren Sie allfällige Schwierigkeiten, Beschwerden der Patientin/des Patienten und weitere Beobachtungen.	Die Pflegekontinuität wird gesichert.	☐ richtig ☐ falsch ☐ nicht ausgeführt

3.4 Einen transurethralen Blasendauerkatheter entfernen – Handlungsablauf

HANDLUNGSSCHRITTE	BESCHREIBUNG	BEGRÜNDUNG	HINWEISE
Vorbereitung			
Kenntnisse prüfen	Prüfen Sie, ob Ihre Kenntnisse über Indikation, Durchführung, mögliche Komplikationen, Nachsorge und deren Bedeutung für die Patientin/den Patienten ausreichend sind.	Es muss für eine korrekte und situationsgerechte Durchführung der Handlung jederzeit Gewähr bestehen. Unbegründete Ängste der Patientin/des Patienten können mithilfe eines guten Hintergrundwissens der Pflegefachperson teilweise abgebaut werden.	Griffiths/Fernandes (in Behrens/Langer 2010) zeigten 2007 in einer Übersichtsarbeit auf, dass eine Katheterentfernung zwischen 22.00 und 0.00 Uhr einer Entfernung in den frühen Morgenstunden 6.00 bis 8.00 Uhr überlegen ist.
Verordnung und Dokumentation prüfen	Informieren Sie sich in der Pflegedokumentation über den Allgemeinzustand der Patientin/des Patienten; überprüfen Sie, ob eine schriftliche Verordnung der Ärztin/des Arztes vorliegt und informieren Sie sich über die Grösse des Katheters und mit welcher Flüssigkeitsmenge der Katheter geblockt wurde.	So kann die Handlung direkt auf die individuelle Ausganglage der Patientin/des Patienten abgestimmt werden. Einschränkungen in den verschiedenen Aktivitäten des täglichen Lebens müssen berücksichtigt werden.	Falls die Füllmenge des Katheterballons nicht dokumentiert wurde, können Sie diese auch am Katheter selbst ablesen. Dabei gehen Sie immer von der maximal möglichen Füllmenge aus. Ein vorheriges Abklemmen des Katheters gilt, aufgrund von Infektions-komplikationen, als nicht sinnvoll (Behrens/Langer 2010, S. 101)
Information der Patientin/des Patienten	Informieren Sie die Patientin/den Patienten über die geplante Massnahme und stellen Sie ihr/sein Einverständnis sicher. Falls die Patientin/der Patient diese Massnahme schon kennt, kann ihre/seine Mitarbeit hilfreich sein. Informieren Sie die Patientin/den Patienten, dass nach der Entfernung ein leichtes Brennen auftreten kann.	Das Entfernen des transurethralen Dauerkatheters bedingt einen Eingriff in die Intimsphäre der Patientin/des Patienten.	Bei einer Patientin/einem Patienten mit hohem Informationsbedarf kann es sinnvoll sein, mithilfe einer Zeichnung oder einer praktischen Demonstration des Katheterballons die Angst vor grösseren Schmerzen bei der Entfernung des Katheters abzubauen.
Material vorbereiten	Richten Sie das benötigte Material: – Händedesinfektionsmittel – Nierenschale – Unterlage – Abfallsack – Handschuhe, unsteril – Injektionsspritze, (10–20 ml Volumen) – Material für Intimpflege		Die Grösse der Injektionsspritze sollte das Füllvolumen des Ballons leicht übersteigen; ist der Ballon nur mit 5 ml geblockt, genügt eine 10-ml-Spritze. Spülkatheter sind mit bis zu 30 ml Volumen geblockt.

HANDLUNGSSCHRITTE	BESCHREIBUNG	BEGRÜNDUNG	HINWEISE
Vorbereitung			
Vorbereiten des Zimmers	Stellen Sie einen Sichtschutz auf und bitten Sie Besuchendee, vor der Tür zu warten.	Schutz der Intimsphäre	
Durchführung an der Patientin/am Patienten			
Lagerung	Unterstützen Sie die Patientin/den Patienten gegebenenfalls beim Auskleiden und beim Hinlegen auf eine flüssigkeitsdichte Schutzunterlage. Stellen Sie das Bett auf eine rückengerechte Arbeitshöhe ein. Stellen Sie sicher, dass der Urinbeutel geleert ist und das Ablaufsystem nicht unter Spannung steht.	Verhindert, dass die Kleidung und das Bett der Patientin/des Patienten nicht nass wird. Ein leerer Urinsack kann direkt im Abfall entsorgt werden.	
Vorbereitung	Legen Sie die Nierenschale auf Höhe der Verbindungsstelle von Katheter und Ableitungssystem ins Bett der Patientin/des Patienten. Ziehen Sie nun unsterile Handschuhe an.	Unsterile Handschuhe zum Selbstschutz; später zur hygienischen Entsorgung des Katheters.	
Ablaufsystem entfernen	Entfernen Sie das Urinableitungssystem zur Entsorgung und platzieren Sie den Katheteransatz in der bereitgestellten Nierenschale.	Aus dem Katheter kann während des Entblockens noch eine geringe Harnmenge abfliessen, welche sich am Blasengrund unterhalb des Katheterauges des gefüllten Ballons befand.	
Katheterballon entblocken	Lesen Sie am Katheterende nochmals die maximale Füllmenge ab. Setzen Sie nun die leere, passende Injektionspritze fest auf das Ventil des Katheterballons auf und	Nur eine Aspiration der gesamten Flüssigkeitsmenge aus dem Ballon stellt ein schmerzfreies und sicheres Entfernen des Katheters sicher.	Falls ein Kathetersystem bereits lange gelegen hat, kann der abgelassene Ballon manchmal Falten bilden, welche beim Ziehen leichte Schmerzen verursachen.

HANDLUNGSSCHRITTE	BESCHREIBUNG	BEGRÜNDUNG	HINWEISE
Durchführung an der Patientin/am Patienten			
	aspirieren Sie langsam die gesamte Flüssigkeit Überprüfen Sie, ob die aspirierte Flüssigkeitsmenge der eingespritzten Menge entspricht. Legen Sie die Spritze in der Nierenschale ab.		
Katheter entfernen	Informieren Sie die Patientin/den Patienten über die bevorstehende Katheterentfernung und bitten Sie sie/ihn tief ein- und auszuatmen. Während der Ausatmung ziehen Sie den Katheter langsam und gleichmässig heraus. Lassen Sie den Katheter dabei in die bereitgestellte Nierenschale gleiten.	Die Entfernung des Katheters darf auf keinen Fall gegen einen Widerstand erfolgen. Eine Verletzung der Urethra führt später zu Strikturen.	Ein weiterer Grund von Schmerzen bei der Katheterentfernung können Ablagerungen auf dem Katheter sein.
Kontrolle der Katheterspitze	Kontrollieren Sie die Katheterspitze auf Ablagerungen. Überziehen Sie anschliessend den Katheter mit dem Handschuh zur sicheren Entsorgung.	Ablagerungen an der Katheterspitze können einen Hinweis auf vergangene oder bestehende Blaseninfekte sein.	
Nachsorge	Fordern Sie die Patientin/den Patienten zu einer Intimpflege auf oder unterstützen Sie/ihn darin. Helfen Sie der Patientin/dem Patienten eine bequeme Lage einzunehmen.	Um das Wohlbefinden der Patientin/des Patienten zu fördern.	

HANDLUNGSSCHRITTE	BESCHREIBUNG	BEGRÜNDUNG	HINWEISE
Durchführung an der Patientin/am Patienten			
Patientin/Patienten im Umgang mit der ersten Miktion anleiten	Vermitteln Sie der Patientin/dem Patienten die notwendigen Informationen, wie sie/er sich auf die erste Miktion einstellen kann: Es kann zu Schmerzen und Brennen in der Urethra kommen. Je nach aufgenommener Flüssigkeitsmenge sollte es spätestens nach 12 Stunden zu einer Spontanmiktion kommen. Jedes Gefühl von Harnverhalt oder unwillkürlich auslaufender Urin sollte sofort gemeldet werden.	Falls eine Inkontinenz nach Katheterentfernung vorhersehbar ist, besprechen sie diese Situation bereits einige Tage vorher mit der Patientin/dem Patienten, vorzugsweise in Zusammenarbeit mit der Ärztin/dem Arzt.	
Dokumentation	Vermerken Sie Zeitpunkt, Ausscheidungsmenge und Beobachtungen zu Komplikationen in der Patientendokumentation.	Die Kontinuität in der Pflege wird so sichergestellt.	

Notizen

EINEN TRANSURETHRALEN DAUERKATHETER ENTFERNEN – ARBEITSAUFTRAG

Auftrag:

Führen Sie auf der Grundlage der vorhandenen Kenntnisse den Handlungsablauf *Einen transurethralen Blasendauerkatheter entfernen – ohne Assistenz* bei einer Patientin oder einem Patienten durch.
Der Auftrag wird an einer Pflegepuppe durchgeführt.

Sozialform:

Gruppenarbeit
Verteilen Sie unter sich die folgenden Rollen:

- 1 Pflegefachperson als Instrumentierende/Instrumentierender
- 1 Beobachterin/Beobachter

Zeit:

30 Minuten

Feedback nach der Übung

Pflegefachperson:

- Was ist mir gelungen?
- Wo fühlte ich mich sicher?
- Wo traten Schwierigkeiten oder Unsicherheiten auf?
- Welche Erkenntnisse ziehe ich daraus?

Beobachterin/ Beobachter:

- Wurde das benötigte Material vollständig und korrekt gerichtet?
- War das Vorgehen gemäss der Beobachtungscheckliste sorgfältig und korrekt?
- Wurde bei Unklarheiten nachgefragt?
- Hat die Pflegefachperson atraumatisch gearbeitet?
- Hatte die Patientin/der Patient Gelegenheit, Fragen zu stellen oder Unsicherheiten zu äussern?
- Wurde die Patientin/der Patient laufend informiert?

Überlegungen zum Ablauf werden in der Abschlussphase gemeinsam reflektiert.

Einen transurethralen Blasendauerkatheter entfernen – Beobachtungscheckliste

HANDLUNGSSCHRITTE	BESCHREIBUNG	BEGRÜNDUNG	BEOBACHTUNGEN
Vorbereitung			
Kenntnisse prüfen	Prüfen Sie, ob Ihre Kenntnisse über Indikation, Durchführung, mögliche Komplikationen, Nachsorge und deren Bedeutung für die Patientin/den Patienten ausreichend sind.	Es muss für eine korrekte und situationsgerechte Durchführung der Handlung jederzeit Gewähr bestehen. Unbegründete Ängste der Patientin/des Patienten können mithilfe eines guten Hintergrundwissens der Pflegefachperson teilweise abgebaut werden.	☐ richtig ☐ falsch ☐ nicht ausgeführt
Verordnung und Dokumentation prüfen	Informieren Sie sich in der Pflegedokumentation über den Allgemeinzustand der Patientin/des Patienten; überprüfen Sie, ob eine schriftliche Verordnung der Ärztin/des Arztes vorliegt und informieren Sie sich über die Grösse des Katheters und mit welcher Flüssigkeitsmenge der Katheter geblockt wurde.	So kann die Handlung direkt auf die individuelle Ausganglage der Patientin/des Patienten abgestimmt werden. Einschränkungen in den verschiedenen Aktivitäten des täglichen Lebens müssen berücksichtigt werden.	☐ richtig ☐ falsch ☐ nicht ausgeführt
Information der Patientin/des Patienten	Informieren Sie die Patientin/den Patienten über die geplante Massnahme und stellen Sie ihr/sein Einverständnis sicher. Falls die Patientin/der Patient diese Massnahme schon kennt, kann ihre/seine Mitarbeit hilfreich sein. Informieren Sie die Patientin/den Patienten, dass nach der Entfernung ein leichtes Brennen auftreten kann.	Das Entfernen des transurethralen Dauerkatheters bedingt einen Eingriff in die Intimsphäre der Patientin/des Patienten.	☐ richtig ☐ falsch ☐ nicht ausgeführt
Material vorbereiten	Richten Sie das benötigte Material: – Händedesinfektionsmittel – Nierenschale – Unterlage – Abfallsack – Handschuhe, unsteril – Injektionsspritze, (10–20 ml Volumen) – Material für Intimpflege		☐ richtig ☐ falsch ☐ nicht ausgeführt

HANDLUNGSSCHRITTE	BESCHREIBUNG	BEGRÜNDUNG	BEOBACHTUNGEN
Vorbereitung			
Vorbereiten des Zimmers	Stellen Sie einen Sichtschutz auf und bitten Sie Besuchendee, vor der Tür zu warten.	Schutz der Intimsphäre	☐ richtig ☐ falsch ☐ nicht ausgeführt
Durchführung an der Patientin/am Patienten			
Lagerung	Unterstützen Sie die Patientin/den Patienten gegebenenfalls beim Auskleiden und beim Hinlegen auf eine flüssigkeitsdichte Schutzunterlage. Stellen Sie das Bett auf eine rückengerechte Arbeitshöhe ein. Stellen Sie sicher, dass der Urinbeutel geleert ist und das Ablaufsystem nicht unter Spannung steht.	Verhindert, dass die Kleidung und das Bett der Patientin/des Patienten nicht nass wird. Ein leerer Urinsack kann direkt im Abfall entsorgt werden.	☐ richtig ☐ falsch ☐ nicht ausgeführt
Vorbereitung	Legen Sie die Nierenschale auf Höhe der Verbindungsstelle von Katheter und Ableitungssystem ins Bett der Patientin/des Patienten. Ziehen Sie nun unsterile Handschuhe an.	Unsterile Handschuhe zum Selbstschutz; später zur hygienischen Entsorgung des Katheters.	☐ richtig ☐ falsch ☐ nicht ausgeführt
Ablaufsystem entfernen	Entfernen Sie das Urinableitungssystem zur Entsorgung und platzieren Sie den Katheteransatz in der bereitgestellten Nierenschale.	Aus dem Katheter kann während des Entblockens noch eine geringe Harnmenge abfliessen, welche sich am Blasengrund unterhalb des Katheterauges des gefüllten Ballons befand.	☐ richtig ☐ falsch ☐ nicht ausgeführt
Katheterballon entblocken	Lesen Sie am Katheterende nochmals die maximale Füllmenge ab. Setzen Sie nun die leere, passende Injektionspritze fest auf das Ventil des Katheterballons auf und	Nur eine Aspiration der gesamten Flüssigkeitsmenge aus dem Ballon stellt ein schmerzfreies und sicheres Entfernen des Katheters sicher.	☐ richtig ☐ falsch ☐ nicht ausgeführt

HANDLUNGSSCHRITTE	BESCHREIBUNG	BEGRÜNDUNG	BEOBACHTUNGEN
Durchführung an der Patientin/am Patienten			
	aspirieren Sie langsam die gesamte Flüssigkeit Überprüfen Sie, ob die aspirierte Flüssigkeits-menge der eingespritzten Menge entspricht. Legen Sie die Spritze in der Nierenschale ab.		☐ richtig ☐ falsch ☐ nicht ausgeführt
Katheter entfernen	Informieren Sie die Patientin/den Patienten über die bevorstehende Katheterentfernung und bitten Sie sie/ihn tief ein- und auszuatmen. Während der Ausatmung ziehen Sie den Katheter langsam und gleichmässig heraus. Lassen Sie den Katheter dabei in die bereitgestellte Nierenschale gleiten.	Die Entfernung des Katheters darf auf keinen Fall gegen einen Widerstand erfolgen. Eine Verletzung der Urethra führt später zu Strikturen.	☐ richtig ☐ falsch ☐ nicht ausgeführt
Kontrolle der Katheterspitze	Kontrollieren Sie die Katheterspitze auf Ablagerungen. Überziehen Sie anschliessend den Katheter mit dem Handschuh zur sicheren Entsorgung.	Ablagerungen an der Katheterspitze können einen Hinweis auf vergangene oder bestehende Blaseninfekte sein.	☐ richtig ☐ falsch ☐ nicht ausgeführt
Nachsorge	Fordern Sie die Patientin/den Patienten zu einer Intimpflege auf oder unterstützen Sie/ihn darin. Helfen Sie der Patientin/dem Patienten eine bequeme Lage einzunehmen.	Um das Wohlbefinden der Patientin/des Patienten zu fördern.	☐ richtig ☐ falsch ☐ nicht ausgeführt

HANDLUNGSSCHRITTE	BESCHREIBUNG	BEGRÜNDUNG	BEOBACHTUNGEN
Durchführung an der Patientin/am Patienten			
Patientin/Patienten im Umgang mit der ersten Miktion anleiten	Vermitteln Sie der Patientin/dem Patienten die notwendigen Informationen, wie sie/er sich auf die erste Miktion einstellen kann: Es kann zu Schmerzen und Brennen in der Urethra kommen. Je nach aufgenommener Flüssigkeitsmenge sollte es spätestens nach 12 Stunden zu einer Spontanmiktion kommen. Jedes Gefühl von Harnverhalt oder unwillkürlich auslaufender Urin sollte sofort gemeldet werden.	Falls eine Inkontinenz nach Katheterentfernung vorhersehbar ist, besprechen sie diese Situation bereits einige Tage vorher mit der Patientin/dem Patienten, vorzugsweise in Zusammenarbeit mit der Ärztin/dem Arzt.	☐ richtig ☐ falsch ☐ nicht ausgeführt
Dokumentation	Vermerken Sie Zeitpunkt, Ausscheidungsmenge und Beobachtungen zu Komplikationen in der Patientendokumentation.	Die Kontinuität in der Pflege wird so sichergestellt.	☐ richtig ☐ falsch ☐ nicht ausgeführt

Notizen

3.5 Einmalkatheterisierung

EINMALKATHETERISIERUNG – ARBEITSAUFTRAG

Frau Jungs Zustand (→ Fallbeispiel, Abschnitt 1.3 dieses Hefts) hat sich mittlerweile so weit stabilisiert, dass die Urinausscheidungsstörung genauer abgeklärt und die Behandlung festgelegt werden kann. Ziel ist grösstmögliches Wohlbefinden, Selbstständigkeit und Unabhängigkeit für die Patientin.

Ziel

Unterschiede zwischen der transurethralen Einmal- und der Dauerkatheterisierung der Blase können dargelegt werden.

Auftrag

Bilden Sie eine Lesegruppe. Bearbeiten Sie zuerst in Einzelarbeit die folgenden Leitfragen anhand Ihrer Grundlagenkenntnisse und der aufgeführten Literatur.
Tauschen Sie sich in der Lesegruppe anschliessend aus und verfassen Sie eine gemeinsame Kurzzusammenfassung zu den Unterschieden zwischen Einmal- und Dauerkatheterisierung.

Sozialform

Einzelarbeit/Lesegruppe

Leitfragen

- Welches sind diagnostische bzw. therapeutische Indikationen für eine transurethrale Einmalkatheterisierung bzw. eine intermittierende Selbstkatheterisierung (ISK) der Blase?
- Welches sind die Vorteile der ISK hinsichtlich der bio-psycho-sozialen Auswirkungen auf die Betroffenen und ihre Angehörigen bzw. ihre Bezugspersonen?
- Wie gross ist das Risiko einer Harnwegsinfektion bei der ISK im Vergleich zur transurethralen Dauerkatheterisierung? Begründen Sie.
- Welche Voraussetzungen müssen gegeben sein, dass eine Patientin/ein Patient die intermittierende Selbstkatheterisierung lernen und durchführen kann?
- Wie unterscheidet sich die technische Durchführung der Einmalkatheterisierung von der Dauerkatheterisierung der Blase?

Zeit

40 Minuten

Medien

Beyer, Heidrun/Kuno, Elke/Sitzmann, Franz (2004): *ATL Ausscheiden.* In: Kellnhauser, Edith, et al. (Hrsg.): *THIEMEs Pflege.* Stuttgart: Thieme. [S. 285 f.].
Lauber, Annette/Schmalstieg, Petra (Hrsg.) (2005): *Pflegerische Interventionen* (Neuauflage). Stuttgart: Thieme [*Verstehen & Pflegen,* Band 3]. [S. 242].
Arets, Jos/Obex, Franz/Ortmans, Lei/Wagner, Franz (1999): *Professionelle Pflege.* Band 2: *Fähigkeiten und Fertigkeiten.* Bern: Hans Huber. [S. 738 f.].

4 AUFGABEN ZUR VERTIEFUNG UND ZUM TRANSFER

4.1 Weiterführende Aufgaben

Kathetertypen und ihre Anwendung bei Erwachsenen

Ziele

Sie zeigen differenziert auf, für welche Situationen die unterschiedlichen Typen von Blasenkathetern angewendet werden. Dabei unterscheiden Sie die Katheter nach Material, Oberflächenbeschichtung, Form und Grösse.

Auftrag

Lesen sie die unten angegebene Literatur. Bearbeiten Sie anschliessend folgende Leitfragen:

- Welche Vorteile hat die Verwendung eines Tiemann-Katheter bei Männern?
- Welche Flüssigkeiten kommen in Frage, um den Katheterballon zu blocken?
- Welche nachteiligen Auswirkungen kann eine zu grosse Ballonfüllung haben (z.B. 20 ml)
- Welche Katheter- und Ballongrössen werden üblicherweise für Männer oder Frauen verwendet?
- In welchem Grössenverhältnis steht die Masseinheit Charrière zu der Masseinheit Milimeter?
- Welche Unterschiede bestehen in der Länge eines Katheters für Frauen bzw. für Männer?
- Welche nachteiligen Auswirkungen kann ein zu grosser Katheterdurchmesser (z.B. > 16 Ch) bezüglich aufsteigender Infekte haben? Begründen Sie die Antwort.
- Warum ist von der Verwendung von Latex-Kathetern bei einer längeren Liegedauer eher abzuraten?
- Welchen Vorteil bieten die verschiedenen Katheterbeschichtungen?

Medien

Arets, J./Obex, F./Ortmans, L./Wagner, F. (1999): *Fähigkeiten und Fertigkeiten.* Bern: Hans Huber [Professionelle Pflege, Band 2].
Behrens, J./Langer, G. (Hrsg.) (2010): *Handbuch Evidence-based Nursing,* Externe Evidence für die Pflegepraxis. Bern: Huber.
Lauber, A./Schmalstieg,P. (Hrsg.) (2007): *Pflegerische Interventionen.* Stuttgart: Thieme [Verstehen & Pflegen, Band 3].
Schewior-Popp, S. et al. (Hrsg.) (2009): *Thiemes Pflege.* Stuttgart: Thieme, S. 393 ff.
Willener, R./Nicolaides,Ch (2005): *Pflegestandard: transurethraler Blasenkatheter für Erwachsene und Kinder,* Bern: Inselspital, Direktion Pflege/MTT, S.7, 12–13

Der Nélaton-Katheter kann sowohl bei weiblichen wie männlichen Patienten eingesetzt werden. Er ist der am häufigsten verwendete Kathetertyp.
Der Tiemann-Katheter eignet sich aufgrund seiner Spitze besonders für die Katheterisierung von Männern.

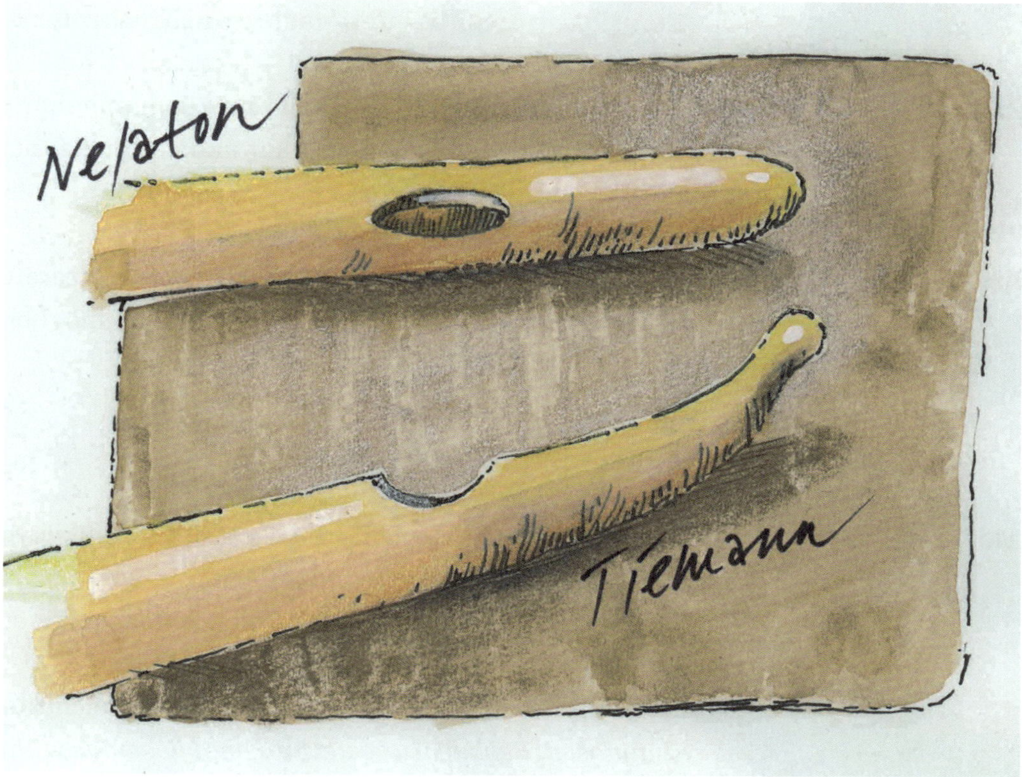

Katheter werden aufgrund ihres Verwendungszweckes, Material (Latex, PVC, Silikon), Abmessungen (Länge, Durchmesser/Weite) und der Form unterschieden.
Das Bild zeigt eine Auswahl von unterschiedlichen Bauformen.

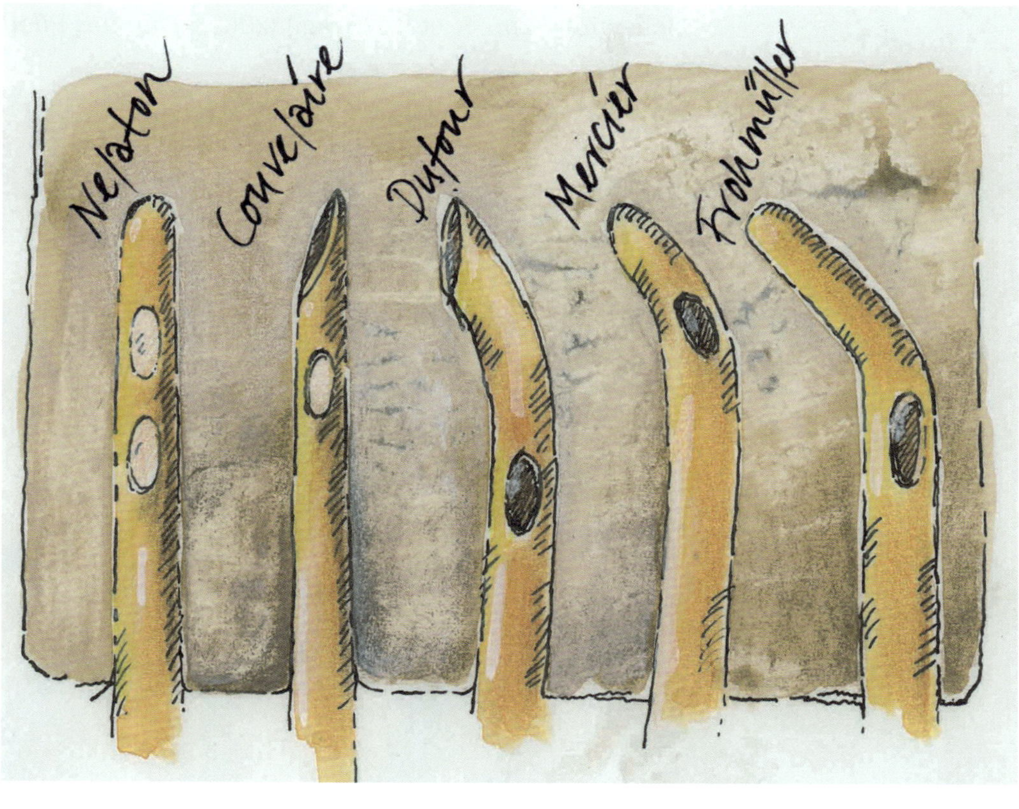

Komplikationen bei und nach transurethraler Blasenkatheterisierung

Ziel

Die häufigsten Komplikationen im Zusammenhang mit der transurethralen Katheterisierung können benannt und geeignete Interventionen zur Verhütung daraus abgeleitet werden.

Auftrag

Erstellen Sie sich anhand der angegebenen Literatur eine Zusammenfassung zu den häufigsten Komplikationen und den möglichen präventiven Massnahmen.

Sozialform

Einzelarbeit/Literaturstudium

Medien

Arets, J./Obex, F./Ortmans, L./Wagner, F. (1999): *Fähigkeiten und Fertigkeiten.* Bern: Hans Huber [Professionelle Pflege, Band 2].
Behrens, J./Langer, G. (Hrsg.) (2010): *Handbuch Evidence-based Nursing,* Externe Evidence für die Pflegepraxis. Bern: Huber.
Heuwinkel-Otter, A./Nümann-Dulke, A./Matscheko, N. (Hrsg.) (2006): *Pflegediagnosen, Beobachtungstechniken, Pflegemassnahmen.* Heidelberg: Springer [Menschen pflegen, Band 2].
Lauber, A./Schmalstieg, P. (Hrsg.) (2007): *Pflegerische Interventionen.* Stuttgart: Thieme [Verstehen & Pflegen, Band 3].
Schewior-Popp, S. et al. (Hrsg.) (2009): *Thiemes Pflege.* Stuttgart: Thieme.

4.2 Transferaufgaben

Pflege und Betreuung von Menschen mit Langzeiterkrankungen (LZE)

Fallbeispiel

Herr W. ist 78 Jahre alt und wohnt zusammen mit seiner Frau in einem Altersheim. Dort ist er auf dem Gang ausgerutscht und hat sich die Hüfte gebrochen. Er wird ins Krankenhaus aufgenommen und operiert. Obwohl die Genesung und die Frühmobilisation gut verlaufen, ist er sehr unruhig. Drei Tage nach der Operation uriniert er einfach im Gang. Einige Male sitzt er nass im Stuhl und kann nicht sagen, was genau geschehen ist. Seine Frau ist sehr beunruhigt und berichtet, dass ihr Mann im Altersheim mit der Ausscheidung nie Probleme hatte und gerade erst vom Urologen untersucht worden sei. Sie nimmt an, dass alles durch die Narkose verursacht wurde. Drei Tage lang wird ein Miktionstagebuch geführt. Es liefert folgende Informationen: Der Patient uriniert, sobald man ihn auf den Nachtstuhl setzt oder mit ihm zur Toilette geht. Von selbst aus geht er nicht zur Toilette und klingelt auch nicht, um sich helfen zu lassen. Das Miktionsvolumen betrug einmal am Morgen 480 ml. Die kleinste Menge war 100 ml. Ansonsten ist das Volumen normal und das Restharnvolumen betrug im Rahmen einer Einmalkatheterisierung lediglich 20 ml. Die kurzfristige Behandlung besteht darin, dass der Patient regelmässig zur Toilette gebracht wird. Es ist zu erwarten, dass es dem Patienten in seiner gewohnten Umgebung wieder besser geht. Wahrscheinlich bleibt er aufgrund seiner schlechten Mobilität auf Hilfe beim Gang zur Toilette angewiesen (in Anlehnung an: van der Weide 2001, S.85).

Ziel

Sie setzen sich mit der Definition und den Behandlungsmöglichkeiten einer Funktionellen Urininkontinenz (NANDA 2010) auseinander und erläutern, warum diese Form der Inkontinenz keine Störung der Speicher- und Entleerungsfunktion der Blase darstellt und welche Pflegemassnahmen in einer solchen Situation angebracht sind.

Auftrag

Informieren Sie sich über die Möglichkeiten eines individuellen Toilettentrainings zur Kontinenzförderung bei Patienten und Patientinnen mit funktioneller Urininkontinenz. Unterscheiden Sie dabei zwischen dem angebotenen Toilettengang, dem Toilettengang zu individuellen Entleerungszeiten und dem Toilettengang zu festgelegten Zeiten (DNQP 2006, S.60–65).

Medien

Heuwinkel-Otter, A./Nümann-Dulke, A./Matscheko, N. (Hrsg.) (2006): *Pflegediagnosen, Beobachtungstechniken, Pflegemassnahmen.* Heidelberg: Springer [Menschen pflegen, Band 2], S.900.

Lauber, A./Schmalstieg, P. (Hrsg.) (2007): *Pflegerische Interventionen.* Stuttgart: Thieme [Verstehen & Pflegen, Band 3], S. S.277/278.

Schewior-Popp, S. et al. (Hrsg.) (2009): *Thiemes Pflege.* Stuttgart: Thieme, S. 415.

Pflege und Betreuung somatisch erkrankter Menschen (SOM)

Fallbeispiel

Herr S., 54-jährig, trat heute für eine Hämorrhoidektomie in die Tagesklinik des Universitätsspital ein. Er war vorher darüber aufgeklärt worden, dass er am Abend des Operationstages bereits wieder austreten kann, sofern der Eingriff ohne Komplikationen verlaufen würde. Da Herr S. keine Angehörigen hat, war bereits eine Nachbetreuung durch die Spitex organisiert. Wenige Stunden nach dem Eingriff konnte Herr S. bereits mobilisiert werden und Flüssigkeit zu sich nehmen. Einzig mit dem Wasser lösen hatte es noch nicht so recht klappen wollen. Die betreuende Pflegefachfrau machte Herrn S. Mut, sich möglichst viel zu bewegen. Auch über die Methode mit dem fliessenden Wasserhahn zur Anregung der Blasentätigkeit war Herr S. instruiert worden. Später führte die Pflegefachfrau noch eine Wärmeauflage auf die Blase durch, um die Miktion dadurch zu auszulösen. Eine durchgeführte Blutdruckmessung ergab den Wert von 170/95 mm Hg. Daraufhin wurde die diensthabende Ärztin hinzugezogen und Herr S. bekam ein Spasmolytikum, um die Blase auf medikamentösem Wege zu entspannen. Alle Massnahmen zeigten jedoch keine Wirkung und Herr S. klagte zunehmend über Schmerzen im Unterleib bei steigendem Blutdruck. Eine Einmalkathetherisierung wurde unumgänglich und verschaffte Herrn S. grosse Erleichterung, da die Blase bereits mit 850 ml Harn gefüllt war.

Ziel

Sie setzen sich mit den Ursachen, Folgen und Behandlungsmethoden eines Harnverhalts auseinander und gewinnen Sicherheit in der postoperativen Betreuung von Patienten und Patientinnen ohne liegenden Dauerkatheter.

Leitfragen zur Bearbeitung

- Welchen Einfluss können die verschiedenen Anästhesieverfahren auf die Blasenfunktion ausüben?
- Welche Phänomene lassen an einen postoperativen Harnverhalt denken?
- Mit welchen manuellen und technischen Untersuchungsmethoden kann in der postoperativen Situation ein Harnverhalt bestätigt werden?
- Welche Insidertipps gibt es, um eine Miktion auszulösen?

Medien

Behrens, J./Langer, G. (Hrsg.) (2010): *Handbuch Evidence-based Nursing,* Externe Evidence für die Pflegepraxis, Hans Huber Verlag, Bern

Heuwinkel-Otter, A./Nümann-Dulke, A./Matscheko, N. (Hrsg.) (2006): *Pflegediagnosen, Beobachtungstechniken, Pflegemassnahmen.* Heidelberg: Springer [Menschen pflegen, Band 2], S.897.

Lauber, A./Schmalstieg, P. (Hrsg.) (2007): *Pflegerische Interventionen.* Stuttgart: Thieme [Verstehen & Pflegen, Band 3].

Schewior-Popp, S. et al. (Hrsg.) (2009): *Thiemes Pflege.* Stuttgart: Thieme.

Pflege und Betreuung von Menschen zu Hause (Spitex)

Fallbeispiel

Frau N. wird von der regionalen Spitex betreut. Sie berichtet bereits im Aufnahmegespräch über ihre Bestrebungen mit der Harninkontinenz umzugehen: «Ich benutze Monatsbinden, um den Urin aufzufangen. Manchmal laufen sie aus und die Unterwäsche ist dann nass. Deswegen trage ich pflegeleichte Kleidung, die ich schnell mal durchwaschen kann. Dann hänge ich sie im Bad auf, da habe ich mir drei Wäscheleinen angebracht. Alle drei oder vier Tage wasche ich meine Unterhosen, davon habe ich einige, da ich am Tag mehrere Male wechseln muss. Es wäre das Schlimmste für mich, wenn ich nach Urin rieche und wenn es andere merken würden. Ausgehen oder Freunde besuchen kommt nicht mehr in Frage, ich wäre zu ängstlich, dass etwas passiert. Früher bin ich noch gern ins Theater gegangen, habe mich dann aber in der Reihe immer ganz aussen gesetzt, so hab ich niemanden gestört, wenn ich zur Toilette gegangen bin. Auch beim Einkaufen bin ich vorsichtig. Ich überlege mir ganz genau, wo ich das Auto parke. Am Liebsten stelle ich es in der Nähe der Toilette ab, sodass ich beim Ankommen sofort zur Toilette gehen kann und vor dem Abfahren auch noch mal» (Hayder/Kuno/Müller 2008, S.38/39).

Ziel

Sie setzen sich mit verschiedenen Bewältigungsstrategien harninkontinenter Personen auseinander und lernen Massnahmen zur Verbesserung der Lebensqualität kennen.

Auftrag

- Schätzen Sie mithilfe des «Fragebogen zur Erfassung der Lebensqualität» (siehe Anhang) die Situation von Frau N. ein, soweit die vorliegenden Informationen dies erlauben.
- Informieren Sie sich in den Lehrbüchern über verschiedene Möglichkeiten der Inkontinenzversorgung, welche die Lebensqualität von Frau N. verbessern würden.
- Schätzen Sie die Situation von Frau N. anhand der Kontinenzprofile des DNQP ein.
- Beschreiben Sie Massnahmen, welche Frau N. in ihren Alltag integrieren könnte, um auch wieder an gesellschaftlichen Anlässen teilnehmen zu können.
- Welche interdisziplinären Dienste müsste Frau N. in Anspruch nehmen, um eine ursächliche Abklärung und Behandlung ihrer Harninkontinenz zu erreichen?

Medien

Hayder, D./Kuno, E./Müller, M. (2008): *Kontinenz – Inkontinenz – Kontinenzförderung,* Bern: Huber, S.142–148.
Heuwinkel-Otter, A./Nümann-Dulke, A./Matscheko, N. (Hrsg.) (2006): *Pflegediagnosen, Beobachtungstechniken, Pflegemassnahmen.* Heidelberg: Springer [Menschen pflegen, Band 2], S.898 ff.
Lauber, A./Schmalstieg, P. (Hrsg.) (2007): *Pflegerische Interventionen.* Stuttgart: Thieme [Verstehen & Pflegen, Band 3], S. 278.
Schewior-Popp, S. et al. (Hrsg.) (2009): *Thiemes Pflege.* Stuttgart: Thieme, S. 414, 417.

Pflege und Betreuung von Menschen in Rehabilitation (Rehab)

Fallbeispiel

Herr R. ist ein 26-jähriger Mann. Er leidet seit einem Motorradunfall an einer Querschnittslähmung und katheterisiert sich selbst drei- bis viermal täglich. Dennoch nässt er zwischenzeitlich ein. Die Inkontinenz besteht seit dem Unfall. Der Patient war ein halbes Jahr in einer Rehabilitationsklinik. Dort lernte er, sich selbst zu katheterisieren. Die medizinische Diagnose lautet: Neurogene Detrusorüberaktivität ohne Harndrang. Aus dem Miktionstagebuch geht hervor, dass Herr R. tagsüber ein- bis zweimal, in der Nacht zwei- bis dreimal Harnabgang hat. Die Phasen zwischen den spontanen Miktionen sind von sehr unterschiedlicher Länge. Das Miktionsvolumen beträgt 150 bis 300 ml. Der Patient trinkt ungefähr zwei Liter am Tag, aber sehr unregelmässig. Morgens trinkt er einen halben Liter Kaffee (in Anlehnung an: von der Weide 2001).

Ziel

Sie setzen sich mit der Definition und den Behandlungsmethoden einer Neurogenen Detrusorüberaktivität der Harnblase ohne Harndrang (Reflexinkontinenz) auseinander und beschreiben mögliche Interventionen.

Auftrag

- Begründen Sie, warum eine intermittierende Selbstkatheterisierung bei Herrn R. der Versorgung mit einem Dauerkatheter vorzuziehen ist.
- Beschreiben Sie, wie Patienten und Patientinnen für die intermittierende Selbstkatheterisierung angeleitet werden können.
- Wie unterscheidet sich die technische Durchführung der Einmalkatheterisierung von der Dauerkatheterisierung der Blase?
- Welche Massnahmen könnten Herrn R. zusätzlich empfohlen werden, um seine Kontinenz zu verbessern?
- Welche weiteren diagnostischen bzw. therapeutischen Indikationen für eine transurethrale Einmalkatheterisierung bzw. eine intermittierende Selbstkatheterisierung der Blase sind in der Literatur beschrieben?

Medien

Hayder, D./Kuno, E./Müller, M. (2008): *Kontinenz – Inkontinenz – Kontinenzförderung,* Bern: Huber, S.132–133.

Heuwinkel-Otter, A./Nümann-Dulke, A./Matscheko, N. (Hrsg.) (2006): *Pflegediagnosen, Beobachtungstechniken, Pflegemassnahmen.* Heidelberg: Springer [Menschen pflegen, Band 2].

Lauber, A./Schmalstieg, P. (Hrsg.) (2007): *Pflegerische Interventionen.* Stuttgart: Thieme [Verstehen & Pflegen, Band 3], S.279.

NANDA International (2010): *Pflegediagnosen, Definitionen und Klassifikationen,* 2009–2011, RECOM, Kassel.

Schewior-Popp, S. et al. (Hrsg.) (2009): *Thiemes Pflege.* Stuttgart: Thieme, S. 418.

Pflege und Betreuung von Kindern, Jugendlichen, Familien und Frauen (KJFF)

Fallbeispiel

Sie betreuen Adrian, einen Jungen von fünf Jahren. Er wurde mit einer Myelomeningozele geboren und leidet dadurch an einer teilweisen Blasenlähmung. Bis anhin konnte er seine Blase durch Bauchpresse und Triggern entleeren. Wegen rezidivierender Harnwegsinfektionen und Pyelonephritiden wird seine Harnentleerungsstörung nun genau untersucht. Neben bildgebenden Verfahren soll Adrian zur Bestimmung der Restharnmenge nach der Blasenentleerung einmalkatheterisiert werden.

Ziel

Mit dem Ziel, weitere Harnwegsinfektionen und Pyelonephritiden zu verhindern, wird Adrian seiner Situation entsprechend betreut.

Auftrag

Klären Sie in Partnerarbeit unklare Begriffe.
Überlegen sie sich, mit welchen Massnahmen Adrian zukünftig am sichersten vor weiteren Harnwegsinfektionen und Pyelonephritiden geschützt werden kann und welche pflegerischen Interventionen Sie einleiten würden.
Notieren Sie sich anhand des Handlungsablaufes *Einen Blasenkatheter legen – mit Assistenz* und der Kurzzusammenfassung des Auftrages *Einmalkatheterisierung,* worin sich die Katheterisierung bei Kindern grundsätzlich von jener bei Erwachsenen unterscheidet.

Sozialform

Partnerarbeit

Medien

Handlungsablauf *Einen Blasenkatheter legen – mit Assistenz.*
Kurzzusammenfassung des Auftrages *Einmalkatheterisierung.*
Lauber, Annette/Schmalstieg, Petra (Hrsg.) (2005): *Pflegerische Interventionen* (Neuauflage). Stuttgart: Thieme [*Verstehen & Pflegen,* Band 3]. [S. 265, 288 f.].
Lüders, Dieter/Schönau Eckhard (1997): *Lehrbuch für Kinderkrankenschwestern.* Band II: *Das kranke Kind und seine Behandlung* (12. Auflage). Stuttgart: Ferdinand Enke. [S. 268, 422 f., 602 f.].

5 WERKSTATTANALYSE, LERN-ERFOLGSKONTROLLE UND LÖSUNGEN VORKENNTNISTEST

5.1 Reflexion zur Werkstattarbeit

Die folgenden Kernfragen dienen als mögliche Grundlage zur individuellen Reflexion der erlebten Werkstattarbeit von Studierenden und/oder Gruppen. Die Reflexion wird mit der begleitenden Lehrperson oder im Plenum besprochen.

1. Welches Thema wurde heute bearbeitet?

klar verständlich — unverständlich

Anregungen:

2. Die Arbeitmethode und Sozialform war …

hilfreich — hinderlich

Veränderungsmöglichkeit:

3. Die Inhalte waren …

lehrreich — nicht relevant

Verbesserungsmöglichkeiten, Ergänzungen:

4. Die Ziele der Arbeitsaufträge habe ich …

erreicht — nicht erreicht

5. Folgende Inhalte werde ich nachbearbeiten:

6. Zu den Inhalten wurde mir heute wichtig bzw. deutlich:

7. Welche relevanten Erkenntnisse nehme ich für die Arbeit in der Praxis mit?

8. Welche Konsequenzen ziehe ich aus dieser Analyse für weitere Werkstätten?

9. Was mir sonst auffiel und ich ausserdem noch sagen wollte:

Bringen Sie Ihre Erfahrungen anschliessend im Plenum ein.

5.2 Lernerfolgskontrolle

Transurethrale Katheterisierung

Welche Vorteile hat die intermittierende Blasenkatheterisierung gegenüber der transurethralen Dauerkatheterisierung?

Unterscheiden Sie die Indikationen für eine Dauer- bzw. eine Einmalkatheterisierung.

Begründen Sie, weshalb Sie bei der transurethralen Katheterisierung ein Gleitmittel (oder einen mit Hydrogel beschichteten Spezialkatheter, vgl. weiterführende Aufgaben) verwenden.

Wie viel ml Urin darf nach der Blasenkatheterisierung ohne Unterbruch maximal aus der Blase entleert werden? Begründen Sie.

Beschreiben Sie, wie Sie den Patientinnen und Patienten im Zusammenhang mit der transurethralen Blasenkatheterisierung Sicherheit und ein Kontrollgefühl vermitteln.

Nennen Sie Möglichkeiten, wie Sie beim Entfernen des Katheters die Ressourcen der Patientin, des Patienten gezielt fördern können.

Welche Risikopunkte beachten Sie bei der Katheterentfernung?

Welche Angaben halten Sie nach der Katheterisierung in der Patientendokumentation fest? Begründen Sie.

Weshalb soll der Urinauffangbeutel unterhalb des Blasenniveaus befestigt werden?

Begründen Sie, weshalb bei der Katheterisierung der Penis des Mannes zuerst deckenwärts und, nach dem Vorschieben des Katheters um etwa 15 cm, fusswärts gestreckt wird.

Zählen Sie das Material auf, das Sie zur transurethralen Katheterisierung benötigen.

Erstellen Sie eine Skizze, wie Sie die Arbeitsfläche mit dem benötigten Material zur transurethralen Katheterisierung vorbereiten und wie diese in Bezug zum Patienten, zur Patientin im Raum steht.

5.3 Vorkenntnistest – Lösungen

1. Welche Organe gehören zu den ableitenden Harnwegen?
   - [x] Urethra
   - [ ] Nieren
   - [ ] Prostata
   - [x] Ureter
   - [x] Harnblase

2. Ordnen Sie die jeweilige Funktion dem richtigen Organ zu:
   a Nieren
   b Ureter
   c Musculus sphincter internus
   d Harnblase/Blase
   e Urethra
   f Musculus sphincter externus

   [d] Urinreservoir
   [a] Urinproduktion
   [b] Ableiten des Urins vom Nierenbecken in die Blase
   [f] Willkürliche Blasenentleerung bzw. Urinretension
   [c] Unwillkürliche Blasenentleerung bzw. Urinretension
   [e] Ableiten des Urins von der Blase nach aussen

3. a Die Harnröhre der Frau ist mit etwa 12 cm Länge gegenüber jener des Mannes mit etwa 20 cm bedeutend kürzer,
   b … deshalb ist die Frau anfälliger für Infektionen des Urogenitaltraktes.
   - [ ] a und b sind richtig; a als Begründung von b ist richtig.
   - [ ] a und b sind richtig; b ist aber nicht Begründung von a.
   - [ ] a richtig; b falsch.
   - [x] a falsch; b richtig.
   - [ ] a falsch; b falsch.

4. Beschreiben Sie genau (in fünf Schritten) die willkürliche und die unwillkürliche Blasenentleerung.

Schritt	*willkürlich*	*unwillkürlich*
Reizaufnahme	Die gefüllte Blase reizt die Dehnungsrezeptoren in der Blasenwand	Die gefüllte Blase reizt die Dehnungsrezeptoren in der Blasenwand
Erregungsleitung	Afferente = sensorische Bahnen zur Grosshirnrinde	Afferente = sensorische Bahnen in den Sakralbereich im Rückenmark

Schritt	*willkürlich*	*unwillkürlich*
Erregungsverarbeitung	Willkürlich in der Grosshirnrinde Empfindung von Harndrang	Unwillkürlich im sakralen Bereich im Rückenmark
Erregungsleitung	Efferente = motorische, somatische Bahnen zum äusseren Schliessmuskel und zur Bauchmuskulatur	Efferente = motorische, vegetative, d.h. hier parasympathische, Fasern zum inneren Schliessmuskel und zur Blasenmuskulatur
Effekt	Relaxation oder Dilatation des äusseren Schliessmuskels (gehört zur Skelettmuskulatur) und Einsatz der Bauchpresse	Kontraktion der Blasenwandmuskulatur und Dilatation des inneren Schliessmuskels

Quelle: Seeley, Rod/Stephens, Trent D./Tate, Philip (1995): Anatomy and Physiology. St. Louis: Mosby.

5. Bei der transurethralen Blasenkatheterisierung wird das Material nach denselben Kriterien vorbereitet und auf der sauberen Arbeitsfläche gerichtet wie beim Verbandwechsel. Beschreiben Sie, wie Sie vorgehen.

   Das Material wird auf seine Sterilität überprüft (unversehrte Verpackung und Ablaufdatum). Die Arbeitsfläche wird immer vor der Benutzung mit Desinfektionsmittel gereinigt. Die Fläche muss trocken sein, bevor das Material aufgelegt wird. Die Fläche wird in einen sterilen und einen unsterilen Bereich unterteilt. Ebenfalls wird ein Abfallbehälter bereitgestellt. Die Materialien werden entsprechend ihrem Grad an Sauberkeit bzw. Sterilität angeordnet. Der Abfalleimer befindet sich am nächsten zur Patientin/zum Patienten, die sterilen Materialien befinden sich am weitesten von der Patientin/dem Patienten entfernt.

6. Wählen Sie in der folgenden Aufgabe alle Aussagen aus, die zutreffen. Es können mehrere Antworten richtig sein, vielleicht ist aber auch keine Antwort richtig.

   Die Inkontinenztherapie ohne Katheter ist, wenn immer möglich, vorzuziehen weil:

   ☒ bis zu 40% der nosokomialen Infektionen katheterassoziierte Harnwegsinfektionen sind.

- ☐ die Hautverhältnisse in der Intimgegend durch einen Fremdkörper wie den Katheter generell mehr belastet werden.
- ☒ die Integrität der Patienten und Patientinnen durch den Katheter stärker beeinträchtigt wird.
- ☐ mit einem gezielten Toilettentraining die Situation immer verbessert werden kann.

7. Bestimmendes Merkmal einer Drangurininkontinenz ist
   - ☐ Die Patientin/Der Patient berichtet von Urinverlust beim Husten.
   - ☐ Die Patientin/Der Patient empfindet keine Blasenfüllung.
   - ☒ Die Patientin/Der Patient berichtet von plötzlichem Harndrang.
   - ☐ Die Patientin/Der Patient berichtet von unwillkürlichem Abgang geringer Urinmengen.

8. Eine Reflexinkontinenz ist wie folgt definiert:
   - ☒ Harnabgang durch eine Reflexaktivität des Rückenmarks.
   - ☐ Unfreiwilliger Harnabgang, verbunden mit starkem Harndrang.
   - ☐ Unfreiwilliger Harnabgang bei erhöhtem Druck in der Bauchhöhle.
   - ☐ Tröpfchenweiser Harnabgang in Zusammenhang mit Restharnbildung.

9. Eine häufig auftretende Harninkontinenzform bei Frauen nach einer Geburt
   - ☒ Belastungsinkontinenz
   - ☐ Ueberlaufinkontinenz
   - ☐ Reflexinkontinenz
   - ☐ Dranginkontinenz

10. Ordnen Sie den verschiedenen Aussagen die richtige Harninkontinenzformen zu
    - a Belastungsinkontinenz
    - b Reflexinkontinenz
    - c Dranginkontinenz
    - d Funktionelle Inkontinenz
    - e Überlaufinkontinenz

    - [c] Urinabgang nach einem starkem Harndrang.
    - [d] Unfähigkeit, trotz bestehender Kontinenz, rechtzeitig die Toilette zu erreichen.
    - [a] Der Blasendruck ist höher als der Schliessdruck des Beckenbodens.
    - [e] Tröpfchenweiser Harnabgang, der mit einer Überdehnung der Blase zusammenhängt.
    - [b] Unwillkürlicher Harnabgang, sobald ein bestimmtes Blasenvolumen erreicht ist.

6 LITERATUR

6.1 Literatur zur Bearbeitung

Arets, J./Obex, F./Ortmans, L./Wagner, F. (1999): *Fähigkeiten und Fertigkeiten.* Bern: Huber [Professionelle Pflege, Band 2].

Behrens, J./Langer, G. (Hrsg.) (2010): *Handbuch Evidence-based Nursing,* Externe Evidence für die Pflegepraxis, Hans Huber Verlag, Bern

Deutsches Netzwerk für Qualitätssicherung in der Pflege (DNQP) (2006): *Expertenstandard Förderung der Harnkontinenz in der Pflege.* Osnabrück: Selbstverlag.

Hayder, D./Kuno, E./Müller, M. (2008): *Kontinenz – Inkontinenz – Kontinenzförderung,* Bern: Huber.

Heuwinkel-Otter, A./Nümann-Dulke, A./Matscheko, N. (Hrsg.) (2006): *Pflegediagnosen, Beobachtungstechniken, Pflegemassnahmen.* Heidelberg: Springer [Menschen pflegen, Band 2].

Lauber, A./Schmalstieg, P. (Hrsg.) (2007): *Pflegerische Interventionen.* Stuttgart: Thieme [Verstehen & Pflegen, Band 3].

NANDA International (2010): *Pflegediagnosen, Definitionen und Klassifikationen, 2009 – 2011,* RECOM, Kassel.

Schewior-Popp, S. et al. (Hrsg.) (2009): *Thiemes Pflege.* Stuttgart: Thieme.

Schön, G./Seltenreich, M. (2011): *Inkontinenz. Ein mutmachender Ratgeber für Betroffene, Angehörige und Pflegende.* Wien: Maudrich.

6.2 Weiterführende Literatur

Ahnis, A. (2009): *Bewältigung von Inkontinenz im Alter.* Bern: Huber.

Boelker, T./Hegeholz, D./Webelhuth, W. (2006): *Ausser Kontrolle. Pflege bei Harn- und Stuhlinkontinenz.* Leipzig: Tabea Noreiks, Edition Partikel.

Braumann, A. (2010): *Information und ihre Bedeutung bei Harninkontinenz.* Bern: Verlag Huber.

Füsgen, I./ Melchior, H. (1997): *Inkontinenzmanual, Diagnostik – Therapie – Rehabilitation.* 2.Auflage. Berlin: Springer.

Hautmann, R./ Huland, H. (2006): *Urologie.* 3. Auflage. Berlin: Springer.

Klischies, R./Kaiser, U./Singbeil-Brischkat, V. (2001): *Hygiene und medizinische Mikrobiologie, Lehrbuch für Pflegeberufe.* 3. Auflage. Stuttgart: Schatter.

Lüders, D./Schönau, E. (1997): *Lehrbuch für Kinderkrankenschwestern. Band II: Das kranke Kind und seine Behandlung,* 12. Auflage. Stuttgart: Ferinand Enke.

Norton, C. (1999): *Praxishandbuch – Pflege bei Inkontinenz.* München: Urban & Fischer.

Perabo, F./Müller, S.C. (Hrsg.) (2009): *Inkontinenz, Fragen und Antworten.* Köln: Deutscher Ärzte-Verlag.

Sauter, D./Abderhalden, Ch./Neeham, I./Wolf, S. (2006): *Lehrbuch psychiatrische Pflege.* 2. Auflage. Bern: Huber.

Schmidt, S. (2009): *Expertenstandards in der Pflege: Eine Gebrauchsanleitung.* Heidelberg: Springer.

Seeley, R./Stephens, T./Tate, P. (1995): *Anatomy and Physiology.* St. Louis: Mosby.

van der Weide, M. (2001): *Inkontinenz, Pflegediagnosen und Pflegeinterventionen.* Bern: Huber.

Willener, R./Nicolaides, Ch./Hess, R./Aplanalp, E. (2005): *Pflegestandard transurethraler Blasenkatheter für Erwachsene und Kinder.* Bern: Inselspital, Direktion Pflege/MTT.

6.3 Internetadressen

www.inkontinex.ch

www.inkogesellschaft.ch

www.sigup.ch

www.stoma-kontinenz-zuerich.ch

www.inkontinenz.at

www.kontinenz-stoma.at

www.kontinenz-gesellschaft.de

www.dieblase.de

www.icsoffice.org

7 KURZCHECKLISTEN FÜR DIE PRAXIS

Sterile Handschuhe anziehen

Einen transurethralen Blasendauerkatheter legen –
mit Assistenz – bei einer Patientin

Einen transurethralen Blasendauerkatheter legen –
mit Assistenz – bei einem Patienten

Einen transurethralen Blasendauerkatheter legen –
ohne Assistenz – bei einer Patientin

Einen transurethralen Blasendauerkatheter legen –
ohne Assistenz – bei einem Patienten

Einen transurethralen Blasendauerkatheter entfernen

7.1 Sterile Handschuhe anziehen

HANDLUNGSSCHRITTE	BESCHREIBUNG	BEMERKUNGEN
Vorbereitung		
Hygieneregeln beachten	Informieren Sie sich in der Dokumentation über die genaue Verordnung und prüfen Sie, ob bei der Intervention das Tragen von sterilen Handschuhen vorgegeben ist.	
Material vorbereiten	Überprüfen Sie die Handschuhe auf ihre Grösse und Sterilität.	
Einrichten des Arbeitsplatzes und der Arbeitsfläche	Vermeiden Sie im Zimmer der Patientin/des Patienten Zugluft, schliessen Sie die Fenster und halten Sie die persönlichen antiseptischen Regeln ein. Desinfizieren Sie sich die Hände und reinigen Sie anschliessend die Ablagefläche mit einer Feucht-Wischdesinfektion.	
Durchführung		
Sterile Handschuhe auspacken	Öffnen Sie die äussere Verpackung der sterilen Handschuhe und entsorgen Sie sie direkt in den Abfalleimer. Fassen Sie die sterile innere Verpackung von aussen her und klappen Sie sie ein erstes Mal auf. Klappen Sie den oberen und unteren Rand ebenfalls nach oben bzw. unten auf. Fassen Sie den umgeschlagenen Papierfalz beidseitig von aussen und ziehen Sie die innere Verpackung ganz auf. Platzieren Sie die Handschuhe so, dass die Öffnung zu Ihnen gerichtet ist.	

HANDLUNGSSCHRITTE	BESCHREIBUNG	BEMERKUNGEN
Durchführung		
Sterile Handschuhe anziehen	Schieben Sie die führende Hand (Rechtshänder rechts und umgekehrt) von der Handschuhöffnung her mit der Handfläche nach oben in den Handschuh hinein. Fassen Sie mit der anderen Hand den Handschuh unten (vom Handgelenk her) am umgeschlagenen Teil auf der *Handschuhinnenseite* und ziehen Sie ihn über die Hand. Nun schieben Sie die Finger der sterilen Hand beim verbleibenden Handschuh von den Fingern her unter den Umschlag (Handschuhaussenseite), heben die Handschuhöffnung an und fahren mit der noch unsterilen Hand hinein. Ziehen Sie jetzt den zweiten Handschuh über die Hand, wobei die Finger der führenden Hand immer unter dem Umschlag verborgen bleiben müssen.	
Nachsorge		
Optimalen Schutz garantieren	Versichern Sie sich, dass Sie die Sterilität der Handschuhe wahren konnten. Sollte dies nicht der Fall sein, ziehen Sie ein neues Paar über.	
Materialentsorgung	Ziehen Sie die Handschuhe nach der Intervention so aus, dass beim ersten die Innenseite vom Handgelenk aus über die Hand gezogen wird. Der ausgezogene Handschuh wird in der anderen Hand zusammengeknüllt, bevor der zweite Handschuh ebenfalls mit der Innenseite über die Hand gezogen wird. Entsorgen Sie die verschmutzten Handschuhe direkt in den Abfalleimer.	

7.2 Einen transurethralen Blasendauerkatheter legen – mit Assistenz – bei einer Patientin

HANDLUNGSSCHRITTE	AUSFÜHRENDE	ASSISTENZ	BEMERKUNGEN
Vorbereitung			
Kenntnisse prüfen	Prüfen Sie, ob Ihre Kenntnisse über Indikation, Durchführung und mögliche Komplikationen der Handlung und deren Bedeutung für die Patientin ausreichend sind.		
Verordnung und Dokumentation prüfen	Informieren Sie sich in der Dokumentation über die genaue Verordnung. Bei Latexallergien muss ein Silikonkatheter verordnet werden.		
Information/emotionale Situation der Patientin	Versichern Sie sich, dass die Patientin vom Arzt über die Einlage eines transurethralen Blasenkatheters informiert wurde, und klären Sie gegebenenfalls verbleibende Fragen und Unsicherheiten.		

HANDLUNGSSCHRITTE	AUSFÜHRENDE	ASSISTENZ	BEMERKUNGEN
Vorbereitung			
Material vorbereiten	Händedesinfektion. Legen Sie das notwendige sterile Material auf einem desinfizierten Wagen bereit: – Einmalhandschuhe, – Abfallbehälter, – Schutzunterlage, – Händedesinfektionsmittel, – 2 Dauerkatheter, – 1 steriles Abdecktuch, um eine sterile Ablagefläche zur Verfügung zu haben, – 1 Paar sterile Handschuhe und eine sterile anatomische Pinzette *oder* 2 Paar sterile Handschuhe, – Schleimhautdesinfektionsmittel mit einer sterilen Schale, – 6 sterile Kugeltupfer, – Gleitmittel, evtl. mit anästhesierender Wirkung (z. B. Instillagel®), – 1 sterile Auffangschale für den Urin, – Urinableitungssystem mit Rückflussventil, Aufhängevorrichtung, – 10-ml-Spritze mit Aufziehnadel und 10 ml *Aqua destillata* zum Füllen des Katheterballons. Überprüfen Sie bei allen sterilen Materialien das Ablaufdatum.	Händedesinfektion. Helfen Sie nach Absprache beim Bereitstellen des Materials.	
Vorbereiten des Zimmers	Halten Sie die persönlichen antiseptischen Regeln ein (Hände waschen, desinfizieren usw.). Stellen Sie ein ungestörtes Arbeiten sicher (Mitpatientinnen, Besucher/innen usw.), installieren Sie den Blickschutz, sorgen Sie für ausreichende Beleuchtung.	Vermeiden Sie im Zimmer der Patientin Zugluft, schliessen Sie die Fenster und halten Sie die persönlichen antiseptischen Regeln ein (Hände waschen, desinfizieren usw.)	

HANDLUNGSSCHRITTE	AUSFÜHRENDE	ASSISTENZ	BEMERKUNGEN
Vorbereitung			
Material auf der Arbeitsfläche vorbereiten	Trennen Sie die Arbeitsfläche in einen sterilen und einen unsterilen Bereich. Bereiten Sie den Abfalleimer vor (Abwurf). Auf der unsterilen Fläche legen Sie ungeöffnet die folgenden Materialien bereit: Einmalhandschuhe, Hände- und Schleimhautdesinfektionsmittel, Urinableitesystem, 1 Paar sterile Handschuhe, 10-ml-Spritze, Nadel, *Aqua destillata* und Gleitmittel. Schaffen Sie mit dem Abdecktuch eine sterile Fläche. Öffnen Sie unter Berücksichtigung der Asepsis das Katheterset oder die einzelnen sterilen Materialien (evtl. Pinzette, sterile Schale mit Kugeltupfern, Urinauffangschale) und ordnen Sie es ohne Kontamination auf der sterilen Fläche an.	Entfernen Sie die äussere Verpackung des Katheters.	
Durchführung			
Betreuung der Patientin während der Katheterisierung	Informieren Sie die Patientin während der Katheterisierung laufend über alle Schritte und beobachten Sie sie regelmässig.		

HANDLUNGSSCHRITTE	AUSFÜHRENDE	ASSISTENZ	BEMERKUNGEN
Durchführung			
Lagerung		Decken Sie die Patientin ab und halten Sie sie dazu an, sich in der Rückenlage hinzulegen, oder unterstützen Sie sie dabei. Schieben Sie die flüssigkeitsdichte Schutzunterlage unter das Becken der Patientin. Decken Sie die Patientin nochmals zu.	
Desinfektion	Ziehen Sie sterile Handschuhe an. Wird nicht mit der Pinzette gearbeitet, ziehen Sie an der führenden Hand einen zweiten Handschuh über. Breiten Sie evtl. das Lochtuch mit dem Schlitz nabelwärts so aus, dass die Harnröhre gut zugänglich bleibt. Mit der nicht führenden Hand (Rechtshänder links und umgekehrt) spreizen Sie die Labien. Die Hand bleibt in dieser Position, bis der Katheter eingeführt ist. Machen Sie die Patientin darauf aufmerksam, dass das Desinfektionsmittel sich kalt anfühlt. Mit der Arbeitshand desinfizieren Sie die äusseren und inneren Labien mit je zwei Tupfern.	Wenn nicht mit der Pinzette gearbeitet wird, reichen Sie das zweite Paar Handschuhe steril an. Decken Sie die Patientin ab und fordern Sie sie auf, beide Beine aufzustellen und zu spreizen, oder unterstützen Sie sie dabei. Tränken Sie die Kugeltupfer mit Schleimhautdesinfektionsmittel. Ziehen Sie in der 10-ml-Spritze *Aqua destillata* auf und legen Sie die gefüllte Spritze bereit.	

HANDLUNGSSCHRITTE	AUSFÜHRENDE	ASSISTENZ	BEMERKUNGEN
Durchführung			
	Führen Sie die Wischdesinfektion von der Symphyse Richtung Anus durch, beachten Sie die Einwirkzeit des Mittels. Desinfizieren Sie mit dem fünften Tupfer die Harnröhre. Entsorgen Sie die Tupfer direkt in den Abfalleimer. Legen Sie den sechsten Tupfer vor die Vagina.		
Verschmutzten Handschuh ausziehen		Bei der Durchführung ohne Pinzette ziehen Sie den verschmutzten Handschuh aus und entsorgen ihn.	
Gleitmittel einbringen	Tragen Sie Gleitmittel auf die Katheterspitze und um die Harnröhrenöffnung auf, den Rest bringen Sie in die Harnröhre ein. Führen Sie dazu die Spitze der Spritze vorsichtig in die Öffnung. Spritzen Sie das Gleitmittel sehr langsam in die Harnröhre. Entsorgen Sie die leere Spritze direkt in den Abfalleimer. Bei anästhesierendem Gleitmittel beachten Sie dessen Einwirkzeit.	Reichen Sie das Gleitmittel steril an. Danach öffnen Sie die innere Katheterverpackung an der Katheterspitze und halten sie Ihrer Kollegin unter Wahrung der Sterilität hin.	

HANDLUNGSSCHRITTE	AUSFÜHRENDE	ASSISTENZ	BEMERKUNGEN
Durchführung			
Katheter fassen	Stellen Sie die sterile Auffangschale zwischen die Beine der Patientin (auf das sterile Lochtuch). Fassen Sie den Katheter etwa 4 cm unterhalb der Spitze mit Daumen und Zeigefinger der Arbeitshand (oder mit der Pinzette), ziehen Sie ihn aus der Verpackung und klemmen Sie das Ende über dem Handrücken zwischen Ring- und kleinem Finger fest.	Reichen Sie den Katheter steril an.	
Katheter einführen	Führen Sie den Katheter durch Nachfassen so weit in die Harnröhre ein, bis Urin in die Auffangschale fliesst. Schieben Sie den Katheter um weitere 2–3 cm vor und fixieren Sie ihn nun mit der nicht führenden Hand in dieser Position.	Ziehen Sie Einmalhandschuhe an. Schliessen Sie den sterilen Urinableitungsschlauch am Katheterende an.	
Katheter blocken	Füllen Sie den Ballon über das Ventil mit der vom Hersteller angegebenen Menge *Aqua destillata*. Fragen Sie die Patientin, ob sie dabei Schmerzen verspürt. Ziehen Sie den Katheter vorsichtig zurück, bis Widerstand spürbar wird.	Reichen Sie das aufgezogene *Aqua destillata* an. Befestigen Sie das sterile Urinauffangsystem.	

HANDLUNGSSCHRITTE	AUSFÜHRENDE	ASSISTENZ	BEMERKUNGEN
Durchführung			
Urinabfluss	Lassen Sie bei stark gefüllter Blase maximal 500 ml Urin abfliessen und klemmen Sie danach den Ableitungsschlauch des Auffangsystems mit einer Plastikklemme ab. Lassen Sie nach jeweils 30 Minuten Wartezeit weitere 500 ml Urin abfliessen, bis die Blase entleert ist. Danach lassen Sie den Abfluss je nach Verordnung offen oder öffnen ihn intermittierend.		
Wohlbefinden fördern	Entfernen Sie den sechsten Tupfer vor der Vagina, die Auffangschale und das Lochtuch; reinigen Sie die Intimgegend der Patientin oder leiten Sie sie dabei an.	Unterstützen Sie die Patientin dabei, die gewünschte Lage einzunehmen.	
Nachsorge			
Anleiten im Umgang mit dem Blasenkatheter	Fordern Sie die Patientin auf, sich bei Schwierigkeiten, ungewöhnlichen Begleiterscheinungen wie Schmerzen, Brennen in der Harnröhre, Harndrang, Urinverfärbungen oder fehlendem Urin sofort zu melden. Instruieren Sie die Patientin, dass der Auffangbeutel immer unterhalb des Blasenniveaus befestigt und eine Siphonbildung des ableitenden Schlauches verhindert werden muss.		

HANDLUNGSSCHRITTE	AUSFÜHRENDE	ASSISTENZ	BEMERKUNGEN
Nachsorge			
Beurteilung der Pflegehandlung	Versichern Sie sich, dass die Patientin Ihre Anweisungen verstanden hat, fragen Sie nach, ob sie zufrieden ist. Klären Sie auch, ob allenfalls weitere Fragen oder Unsicherheiten bestehen.		
Materialentsorgung	Ziehen Sie die Handschuhe aus und entsorgen Sie sie mit allen Einwegmaterialien direkt in den Abfalleimer. Reinigen Sie Auffang- und Desinfektionsschale, Pinzette, Nadel usw. fachgerecht, geben Sie das Material zur Aufbereitung in die Sterilisation und/oder entsorgen Sie es. Desinfizieren Sie die verwendete Ablagefläche. Desinfizieren Sie sich die Hände.	Händedesinfektion.	
Dokumentation	Halten Sie die Pflegeintervention mit Charrière des Katheters, Blockungsmenge und entleerter Urinmenge in der Pflegedokumentation fest. Notieren Sie auch Schwierigkeiten, Beschwerden der Patientin und weitere Beobachtungen.		

7.3 Einen transurethralen Blasendauerkatheter legen – mit Assistenz – bei einem Patienten

HANDLUNGSSCHRITTE	AUSFÜHRENDE	ASSISTENZ	BEMERKUNGEN
Vorbereitung			
Kenntnisse prüfen	Prüfen Sie, ob Ihre Kenntnisse über Indikation, Durchführung und mögliche Komplikationen der Handlung und deren Bedeutung für den Patienten ausreichend sind.		
Verordnung und Dokumentation prüfen	Informieren Sie sich in der Dokumentation über die genaue Verordnung. Bei Latexallergien muss ein Silikonkatheter verordnet werden.		
Information/emotionale Situation des Patienten	Versichern Sie sich, dass der Patient vom Arzt über die Einlage eines transurethralen Blasenkatheters informiert wurde, und klären Sie gegebenenfalls verbleibende Fragen und Unsicherheiten.		

HANDLUNGSSCHRITTE	AUSFÜHRENDE	ASSISTENZ	BEMERKUNGEN
Vorbereitung			
Material vorbereiten	Händedesinfektion. Legen Sie das notwendige sterile Material auf einem desinfizierten Wagen bereit: – Einmalhandschuhe, – Abfallbehälter, – Schutzunterlage, – Händedesinfektionsmittel, – 2 Dauerkatheter, – 1 steriles Abdecktuch, um eine sterile Ablagefläche zur Verfügung zu haben, – 1 Paar sterile Handschuhe und eine sterile anatomische Pinzette *oder* 2 Paar sterile Handschuhe, – Schleimhautdesinfektionsmittel mit einer sterilen Schale, – 6 sterile Kugeltupfer, – Gleitmittel, evtl. mit anästhesierender Wirkung (z.B. Instillagel®), – 1 sterile Auffangschale für den Urin, – Urinableitungssystem mit Rückflussventil, Aufhängevorrichtung, – 10-ml-Spritze mit Aufziehnadel und 10 ml *Aqua destillata* zum Füllen des Katheterballons. Überprüfen sie bei allen sterilen Materialien das Ablaufdatum.	Händedesinfektion. Helfen Sie nach Absprache beim Bereitstellen des Materials.	
Vorbereiten des Zimmers	Halten Sie die persönlichen antiseptischen Regeln ein (Hände waschen, desinfizieren usw.). Stellen Sie ein ungestörtes Arbeiten sicher (Mitpatienten, Besucher/innen usw.), installieren Sie den Blickschutz, sorgen Sie für ausreichende Beleuchtung.	Vermeiden Sie im Zimmer des Patienten Zugluft, schliessen Sie die Fenster und halten Sie die persönlichen antiseptischen Regeln ein (Hände waschen, desinfizieren usw.)	

HANDLUNGSSCHRITTE	AUSFÜHRENDE	ASSISTENZ	BEMERKUNGEN
Vorbereitung			
Material auf der Arbeitsfläche vorbereiten	Trennen Sie die Arbeitsfläche in einen sterilen und einen unsterilen Bereich. Bereiten Sie den Abfalleimer vor (Abwurf). Auf der unsterilen Fläche legen Sie ungeöffnet die folgenden Materialien bereit: Einmalhandschuhe, Hände- und Schleimhautdesinfektionsmittel, Urinableitesystem, 1 Paar sterile Handschuhe, 10-ml-Spritze, Nadel, *Aqua destillata* und Gleitmittel. Schaffen Sie mit dem Abdecktuch eine sterile Fläche. Öffnen Sie unter Berücksichtigung der Asepsis das Katheterset oder die einzelnen sterilen Materialien (evtl. Pinzette, sterile Schale mit Kugeltupfern, Urinauffangschale) und ordnen Sie es ohne Kontamination auf der sterilen Fläche an.	Entfernen Sie die äussere Verpackung des Katheters.	
Durchführung			
Betreuung des Patienten während der Katheterisierung	Informieren Sie den Patienten während der Katheterisierung laufend über alle Schritte und beobachten Sie ihn regelmässig.		

HANDLUNGSSCHRITTE	AUSFÜHRENDE	ASSISTENZ	BEMERKUNGEN
Durchführung			
Lagerung		Decken Sie den Patienten ab und halten Sie ihn an, sich in Rückenlage hinzulegen, oder unterstützen Sie ihn dabei. Die flüssigkeitsdichte Schutzunterlage wird unter das Becken des Patienten geschoben. Decken Sie den Patienten noch einmal zu.	
Desinfektion	Ziehen Sie sterile Handschuhe an. Wird nicht mit der Pinzette gearbeitet, ziehen Sie an der führenden Hand einen zweiten Handschuh über. Breiten Sie evtl. das Lochtuch mit dem Schlitz nabelwärts so aus, dass der Penis auf der sterilen Fläche liegt. Schieben Sie das *Präputium* mit der nicht führenden Hand (Rechtshänder links und umgekehrt) ohne Kraftanwendung zurück. Die Hand bleibt in dieser Position, bis der Katheter eingeführt ist. Machen Sie den Patienten darauf aufmerksam, dass das Desinfektionsmittel sich kalt anfühlt. Desinfizieren Sie mit der Arbeitshand *Glans penis* und Harnröhrenöffnung zuerst kreisförmig, danach in Richtung Peniswurzel von der Harnröhre weg, je zweimal. Verwenden Sie dazu jeweils einen neuen Tupfer.	Wenn nicht mit der Pinzette gearbeitet wird, reichen Sie das zweite Paar Handschuhe steril an. Decken Sie den Patienten ab. Lassen Sie ihn die Beine spreizen oder unterstützen Sie ihn dabei. Tränken Sie die Kugeltupfer mit Schleimhautdesinfektionsmittel. Ziehen Sie *Aqua destillata* in die 10-ml-Spritze auf und legen Sie die gefüllte Spritze bereit.	

HANDLUNGSSCHRITTE	AUSFÜHRENDE	ASSISTENZ	BEMERKUNGEN
Durchführung			
	Mit dem letzten Tupfer desinfizieren Sie die leicht gespreizte Harnröhrenöffnung nochmals. Beachten Sie die Einwirkzeit des Mittels. Entsorgen Sie die Tupfer direkt in den Abfallbehälter.		
Verschmutzten Handschuh ausziehen		Bei der Durchführung ohne Pinzette ziehen Sie den verunreinigten Handschuh aus und entsorgen ihn in den Abfallbehälter.	
Gleitmittel einbringen	Tragen Sie auf die Katheterspitze und um die Harnröhrenöffnung Gleitmittel auf und bringen Sie den Rest in die Harnröhre ein. Führen Sie dazu die Spitze der Spritze vorsichtig in die Öffnung und spritzen Sie das Gleitmittel sehr langsam hinein. Pressen Sie mit den Fingern den Penis hinter der *Glans* leicht zusammen, damit das Gleitmittel nicht herausfliesst. Entsorgen Sie die leere Spritze direkt in den Abfallbehälter. Beachten Sie bei anästhesierendem Gleitmittel die Einwirkzeit.	Reichen Sie das Gleitmittel steril an. Öffnen Sie danach die innere Katheterverpackung an der Katheterspitze und halten Sie sie Ihrer Kollegin unter Wahrung der Sterilität hin.	

HANDLUNGSSCHRITTE	AUSFÜHRENDE	ASSISTENZ	BEMERKUNGEN
Durchführung			
Katheter fassen	Stellen Sie die sterile Auffangschale zwischen die Beine des Patienten (auf das sterile Lochtuch). Fassen Sie den Katheter etwa 4 cm unterhalb der Spitze mit Daumen und Zeigefinger der Arbeitshand (oder mit der Pinzette), ziehen Sie ihn aus der Verpackung und klemmen Sie das Ende über dem Handrücken zwischen Ring- und kleinem Finger fest.	Reichen Sie den Katheter steril an.	
Katheter einführen	Strecken Sie den Penis zuerst Richtung Decke und führen Sie dann den Katheter durch Nachfassen ca. 15 cm in die Harnröhre ein, anschliessend strecken Sie den Penis Richtung Fussende und schieben den Katheter nach, bis Urin in die Auffangschale fliesst. Schieben Sie den Katheter um weitere 2–3 cm vor und fixieren Sie ihn nun mit der nicht führenden Hand in dieser Position.	Ziehen Sie Einmalhandschuhe an. Schliessen Sie den sterilen Urinableiteschlauch am Katheterende an.	

HANDLUNGSSCHRITTE	AUSFÜHRENDE	ASSISTENZ	BEMERKUNGEN
Durchführung			
Katheter blocken	Füllen Sie den Ballon über das Ventil mit der angegebenen Menge *Aqua destillata*. Fragen Sie den Patienten, ob er dabei Schmerzen verspürt. Ziehen Sie den Katheter vorsichtig zurück, bis Widerstand spürbar wird.	Reichen Sie das aufgezogene *Aqua destillata* an. Befestigen Sie das sterile Urinauffangsystem.	
Urinabfluss	Lassen Sie bei stark gefüllter Blase maximal 500 ml Urin abfliessen und klemmen Sie danach den Ableitungsschlauch des Auffangsystems mit einer Plastikklemme ab. Nach jeweils 30 Minuten Wartezeit lassen Sie weitere 500 ml Urin abfliessen, bis die Blase entleert ist. Danach lassen Sie den Abfluss je nach Verordnung offen oder öffnen ihn intermittierend.		
Wohlbefinden fördern	Entfernen Sie die Auffangschale und das Lochtuch. Ziehen Sie das *Präputium* wieder über die *Glans*. Reinigen Sie die Intimgegend des Patienten oder leiten Sie ihn dabei an.	Unterstützen Sie den Patienten dabei, die gewünschte Lage einzunehmen.	

HANDLUNGSSCHRITTE	AUSFÜHRENDE	ASSISTENZ	BEMERKUNGEN
Nachsorge			
Anleiten im Umgang mit dem Blasenkatheter	Fordern Sie den Patienten auf, sich bei Schwierigkeiten, ungewöhnlichen Begleiterscheinungen wie Schmerzen, Brennen in der Harnröhre, Harndrang, Urinverfärbungen oder fehlendem Urin sofort zu melden. Instruieren Sie den Patienten, dass der Auffangbeutel immer unterhalb des Blasenniveaus befestigt und eine Siphonbildung des ableitenden Schlauches verhindert werden muss.		
Beurteilung der Pflegehandlung	Versichern Sie sich, dass der Patient Ihre Anweisungen verstanden hat, fragen Sie nach, ob er zufrieden ist. Klären Sie auch, ob allenfalls weitere Fragen oder Unsicherheiten bestehen.		
Materialentsorgung	Ziehen Sie die Handschuhe aus und entsorgen Sie sie mit allen Einwegmaterialien direkt in den Abfalleimer. Reinigen Sie Auffang- und Desinfektionsschale, Pinzette, Nadel usw. fachgerecht, geben Sie das Material zur Aufbereitung in die Sterilisation und/oder entsorgen Sie es. Desinfizieren Sie die verwendete Ablagefläche. Desinfizieren Sie sich die Hände.	Händedesinfektion.	

HANDLUNGSSCHRITTE	AUSFÜHRENDE	ASSISTENZ	BEMERKUNGEN
Nachsorge			
Dokumentation	Halten Sie die Pflegeintervention mit Charrière des Katheters, Blockungsmenge und entleerter Urinmenge in der Pflegedokumentation fest. Notieren Sie auch Schwierigkeiten, Beschwerden des Patienten und weitere Beobachtungen.		

Notizen

7.4 Einen transurethralen Blasendauerkatheter legen – ohne Assistenz – bei einer Patientin

HANDLUNGSSCHRITTE	BESCHREIBUNG	BEMERKUNGEN
Vorbereitung		
Kenntnisse prüfen	Prüfen Sie, ob Ihre Kenntnisse über Indikation, Durchführung und mögliche Komplikationen der Handlung und deren Bedeutung für die Patientin ausreichend sind.	
Verordnung und Dokumentation prüfen	Informieren Sie sich in der Dokumentation über die genaue Verordnung. Klären Sie ab, ob Allergien bekannt sind, und berücksichtigen Sie diese Informationen. Bei Latexallergien muss ein Silikonkatheter verordnet werden.	
Information/emotionale Situation der Patientin	Versichern Sie sich, dass die Patientin vom Arzt über die Einlage eines transurethralen Blasenkatheters informiert wurde, und klären Sie gegebenenfalls offene Fragen und Unsicherheiten.	
Material vorbereiten	Händedesinfektion. Legen Sie das notwendige Material auf einem desinfizierten Wagen bereit: – Abfalleimer, – Schutzunterlage fürs Bett, – Händedesinfektionsmittel, – 2 Blasendauerkatheter, – 1 steriles Abdecktuch, um eine sterile Ablagefläche zur Verfügung zu haben, – 1 Paar sterile Handschuhe und eine sterile anatomische Pinzette *oder* 2 Paar sterile Handschuhe, – Schleimhautdesinfektionsmittel mit einer sterilen Schale, – 6 sterile Kugeltupfer, – Gleitmittel, evtl. mit anästhesierender Wirkung, – 1 sterile Auffangschale für den Urin,	

HANDLUNGSSCHRITTE	BESCHREIBUNG	BEMERKUNGEN
Vorbereitung		
	– Urinableitungssystem mit Rückflussventil, Aufhängevorrichtung, – 10-ml-Spritze mit Aufziehnadel und 10 ml *Aqua destillata* zum Füllen des Katheterballons. Überprüfen Sie bei allen sterilen Materialien das Ablaufdatum.	
Vorbereiten des Zimmers	Vermeiden Sie im Zimmer der Patientin Zugluft, schliessen Sie die Fenster und halten Sie die persönlichen antiseptischen Regeln ein (Hände waschen, desinfizieren usw.). Sorgen Sie für ein ungestörtes Arbeiten (Mitpatientinnen, Besucher und Besucherinnen usw.), installieren Sie den Blickschutz. Sorgen Sie für ausreichende Beleuchtung.	
Material auf der Arbeitsfläche vorbereiten	Trennen Sie die Arbeitsfläche in einen sterilen und einen unsterilen Bereich. Bereiten Sie den Abfalleimer (Abwurf) vor. Legen Sie auf der unsterilen Fläche das Hände- und Schleimhautdesinfektionsmittel, das Urinableitesystem, 1 Paar sterile Handschuhe und die 10-ml-Spritze mit dem aufgezogenen *Aqua destillata* bereit. Schaffen Sie sich mit dem Abdecktuch eine sterile Fläche. Öffnen Sie unter Berücksichtigung der Asepsis das Katheterset oder die einzelnen sterilen Materialien (Pinzette *oder* 1 Paar sterile Handschuhe, sterile Schale mit Kugeltupfer, 1 Katheter, Gleitmittel, Urinauffangschale) und ordnen Sie diese Materialien ohne Kontamination auf der sterilen Fläche an. Tränken Sie die Kugeltupfer mit Schleimhautdesinfektionsmittel.	

HANDLUNGSSCHRITTE	BESCHREIBUNG	BEMERKUNGEN
Durchführung		
Betreuung der Patientin während der Katheterisierung	Informieren Sie die Patientin während der Katheterisierung laufend über alle Schritte und beobachten Sie sie regelmässig.	
Lagerung	Decken Sie die Patientin ab und halten Sie sie dazu an, sich in der Rückenlage hinzulegen, oder unterstützen Sie sie dabei. Schieben Sie die flüssigkeitsdichte Schutzunterlage unter das Becken der Patientin. Decken Sie die Patientin nochmals zu.	
Desinfektion	Ziehen Sie sterile Handschuhe an. Wenn nicht mit der Pinzette gearbeitet wird, ziehen Sie an der führenden Hand einen zweiten sterilen Handschuh über. Fordern Sie die Patientin auf, sich abzudecken, beide Beine aufzustellen und zu spreizen. Breiten Sie evtl. das Lochtuch mit dem Schlitz nabelwärts so aus, dass die Harnröhre gut zugänglich bleibt. Spreizen Sie die Labien mit der nicht führenden Hand (Rechtshänder links und umgekehrt). Die Hand bleibt in dieser Position, bis der Katheter eingeführt ist. Bereiten Sie die Patientin darauf vor, dass das Desinfektionsmittel sich kalt anfühlt. Mit der Arbeitshand desinfizieren Sie nun die äusseren und inneren Labien mit je zwei Tupfern. Führen Sie die Wischdesinfektion von der Symphyse zum Anus durch, beachten Sie die Einwirkzeit des Mittels. Mit dem fünften Tupfer desinfizieren Sie die Harnröhre. Entsorgen Sie die Tupfer direkt in den Abfalleimer. Legen Sie den sechsten Tupfer vor die Vagina. Bei der Durchführung ohne Pinzette ziehen Sie nun den verunreinigten Handschuh aus und entsorgen ihn.	

HANDLUNGSSCHRITTE	BESCHREIBUNG	BEMERKUNGEN
Durchführung		
Gleitmittel einbringen	Tragen Sie auf die Katheterspitze und um die Harnröhrenöffnung Gleitmittel auf und bringen Sie den Rest in die Harnröhre ein. Dazu führen Sie die Spitze der Spritze vorsichtig in die Öffnung und spritzen das Gleitmittel sehr langsam hinein. Beachten Sie bei anästhesierendem Gleitmittel dessen Einwirkzeit.	
Katheter fassen	Stellen Sie die sterile Auffangschale zwischen die Beine der Patientin (auf das sterile Lochtuch). Fassen Sie den Katheter etwa 4 cm unterhalb der Spitze mit Daumen und Zeigefinger der Arbeitshand (oder mit der Pinzette), klemmen Sie das Ende zwischen Ring- und kleinem Finger über dem Handrücken fest.	
Katheter einführen	Führen Sie den Katheter durch Nachfassen so weit in die Harnröhre ein, bis Urin in die Auffangschale fliesst. Schieben Sie den Katheter nun weitere 2–3 cm vor und fixieren Sie ihn mit der nicht führenden Hand in dieser Position. Schliessen Sie das Urinableitungssystem am Katheterende an.	
Katheter blocken	Füllen Sie den Ballon über das Ventil mit der vom Hersteller angegebenen Menge *Aqua destillata*. Fragen Sie die Patientin, ob sie dabei Schmerzen verspürt. Ziehen Sie den Katheter vorsichtig zurück, bis Widerstand spürbar wird.	

HANDLUNGSSCHRITTE	BESCHREIBUNG	BEMERKUNGEN
Durchführung		
Urinabfluss	Lassen Sie bei stark gefüllter Blase maximal 500 ml Urin abfliessen. Danach klemmen Sie den Ableitungsschlauch des Auffangsystems mit einer Plastikklemme ab. Nach jeweils 30 Minuten Wartezeit lassen Sie weitere 500 ml Urin abfliessen, bis die Blase entleert ist. Lassen Sie danach den Abfluss je nach Verordnung offen oder öffnen Sie ihn intermittierend.	
Wohlbefinden fördern	Entfernen Sie den sechsten Tupfer vor der Vagina, die Auffangschale und das Lochtuch. Fordern Sie die Patientin auf, die Intimgegend zu reinigen, oder unterstützen Sie sie dabei. Helfen Sie der Patientin, die gewünschte Lage einzunehmen.	
Nachsorge		
Anleiten im Umgang mit dem Blasenkatheter	Fordern Sie die Patientin auf, sich bei Schwierigkeiten, ungewöhnlichen Begleiterscheinungen wie Schmerzen, Brennen in der Harnröhre, Harndrang, Verfärbungen oder fehlendem Urin sofort zu melden. Instruieren Sie die Patientin, dass der Auffangbeutel immer unterhalb des Blasenniveaus befestigt werden muss, sodass der Urin beim Abfliessen keine Steigung zu überwinden hat.	
Beurteilung der Pflegehandlung	Versichern Sie sich, dass die Patientin Ihre Anweisungen verstanden hat, fragen Sie nach, ob sie zufrieden ist, und klären Sie, ob allenfalls weitere Fragen oder Unsicherheiten bestehen.	

HANDLUNGSSCHRITTE	BESCHREIBUNG	BEMERKUNGEN
Nachsorge		
Materialentsorgung	Ziehen Sie die Handschuhe aus und entsorgen Sie sie mit allen Einwegmaterialien direkt in den Abfalleimer. Reinigen Sie Auffang- und Desinfektionsschale, Pinzette, Nadel usw. fachgerecht, geben Sie das Material zur Aufbereitung in die Sterilisation und/oder entsorgen Sie es. Desinfizieren Sie die verwendete Ablagefläche. Desinfizieren Sie sich die Hände.	
Dokumentation	Halten Sie die Pflegeintervention mit Charrière des Katheters, Blockungsmenge und entleerter Urinmenge in der Pflegedokumentation fest. Notieren Sie allfällige Schwierigkeiten, Beschwerden der Patientin und weitere Beobachtungen.	

Notizen

7.5 Einen transurethralen Blasendauerkatheter legen – ohne Assistenz – bei einem Patienten

HANDLUNGSSCHRITTE	BESCHREIBUNG	BEMERKUNGEN
Vorbereitung		
Kenntnisse prüfen	Prüfen Sie, ob Ihre Kenntnisse über Indikation, Durchführung und mögliche Komplikationen der Handlung und deren Bedeutung für den Patienten ausreichend sind.	
Verordnung und Dokumentation prüfen	Informieren Sie sich in der Dokumentation über die genaue Verordnung. Klären Sie ab, ob Allergien bekannt sind, und berücksichtigen Sie diese Informationen. Bei Latexallergien muss ein Silikonkatheter verordnet werden.	
Information und emotionale Situation des Patienten	Versichern Sie sich, dass der Patient vom Arzt über die Einlage eines transurethralen Blasenkatheters informiert wurde, und klären Sie gegebenenfalls offene Fragen und Unsicherheiten.	
Material vorbereiten	Händedesinfektion. Legen Sie das notwendige Material auf einem desinfizierten Wagen bereit: – Abfalleimer, – Schutzunterlage fürs Bett, – Händedesinfektionsmittel, – 2 Blasendauerkatheter, – 1 steriles Abdecktuch, um eine sterile Ablagefläche zur Verfügung zu haben, – 1 Paar sterile Handschuhe und eine sterile anatomische Pinzette *oder* 2 Paar sterile Handschuhe, – Schleimhautdesinfektionsmittel mit einer sterilen Schale, – 6 sterile Kugeltupfer, – Gleitmittel, evtl. mit anästhesierender Wirkung, – 1 sterile Auffangschale für den Urin, – Urinableitungssystem mit Rückflussventil, Aufhängevorrichtung,	

HANDLUNGSSCHRITTE	BESCHREIBUNG	BEMERKUNGEN
Vorbereitung		
	– 10-ml-Spritze mit Aufziehnadel und 10 ml *Aqua destillata* zum Füllen des Katheterballons. Überprüfen Sie bei allen sterilen Materialien das Ablaufdatum.	
Vorbereiten des Zimmers	Vermeiden Sie im Zimmer des Patienten Zugluft, schliessen Sie die Fenster und halten Sie die persönlichen antiseptischen Regeln ein (Hände waschen, desinfizieren usw.). Sorgen Sie für ein ungestörtes Arbeiten (Mitpatienten, Besucher und Besucherinnen usw.), installieren Sie den Blickschutz. Sorgen Sie für ausreichende Beleuchtung.	
Material auf der Arbeitsfläche vorbereiten	Trennen Sie die Arbeitsfläche in einen sterilen und einen unsterilen Bereich. Bereiten Sie den Abfalleimer (Abwurf) vor. Legen Sie auf der unsterilen Fläche das Hände- und Schleimhautdesinfektionsmittel, das Urinableitesystem, 1 Paar sterile Handschuhe und die 10-ml-Spritze mit dem aufgezogenen *Aqua destillata* bereit. Schaffen Sie sich mit dem Abdecktuch eine sterile Fläche. Öffnen Sie unter Berücksichtigung der Asepsis das Katheterset oder die einzelnen sterilen Materialien (Pinzette *oder* 1 Paar sterile Handschuhe, sterile Schale mit Kugeltupfer, 1 Katheter, Gleitmittel, Urinauffangschale) und ordnen Sie diese Materialien ohne Kontamination auf der sterilen Fläche an. Tränken Sie die Kugeltupfer mit Schleimhautdesinfektionsmittel.	
Durchführung		
Betreuung des Patienten während der Katheterisierung	Informieren Sie den Patienten während der Katheterisierung laufend über alle Schritte und beobachten Sie ihn regelmässig.	

HANDLUNGSSCHRITTE	BESCHREIBUNG	BEMERKUNGEN
Durchführung		
Lagerung	Decken Sie den Patienten ab, lassen Sie ihn eine Rückenlage einzunehmen oder unterstützen Sie ihn dabei. Die flüssigkeitsdichte Schutzunterlage wird unter das Becken des Patienten geschoben. Decken Sie den Patienten noch einmal zu.	
Desinfektion	Ziehen Sie sterile Handschuhe an. Wenn Sie nicht mit der Pinzette arbeiten, ziehen Sie an der führenden Hand einen zweiten Handschuh über. Lassen Sie den Patienten sich abdecken und die Beine spreizen. Breiten Sie evtl. das Lochtuch mit dem Schlitz nabelwärts so aus, dass der Penis auf der sterilen Fläche liegt. Schieben Sie das *Präputium* mit der nicht führenden Hand (Rechtshänder links und umgekehrt) zurück, ohne Kraft anzuwenden. Die Hand bleibt in dieser Position, bis der Katheter eingeführt ist. Bereiten Sie den Patienten darauf vor, dass das Desinfektionsmittel sich kalt anfühlt. Desinfizieren Sie mit der Arbeitshand *Glans penis* und Harnröhrenöffnung zuerst kreisförmig, danach in Richtung Peniswurzel von der Harnröhre weg, je zweimal. Verwenden Sie dazu jeweils einen neuen Tupfer. Mit dem letzten Tupfer desinfizieren Sie die leicht gespreizte Harnröhrenöffnung nochmals. Beachten Sie die Einwirkzeit des Mittels. Entsorgen Sie die Tupfer, und bei der Durchführung ohne Pinzette den verunreinigten Handschuh im Abfallbehälter.	

HANDLUNGSSCHRITTE	BESCHREIBUNG	BEMERKUNGEN
Durchführung		
Gleitmittel einbringen	Tragen Sie auf die Katheterspitze und um die Harnröhrenöffnung Gleitmittel auf und bringen Sie den Rest in die Harnröhre ein. Führen Sie dazu die Spitze der Spritze vorsichtig in die Öffnung und spritzen Sie das Gleitmittel sehr langsam hinein. Pressen Sie mit den Fingern den Penis hinter der *Glans* leicht zusammen, damit das Gleitmittel nicht herausfliesst. Beachten Sie bei anästhesierendem Gleitmittel die Einwirkzeit.	
Katheter fassen	Stellen Sie die sterile Auffangschale zwischen die Beine des Patienten (auf das sterile Lochtuch). Fassen Sie den Katheter etwa 4 cm unterhalb der Spitze mit Daumen und Zeigefinger der Arbeitshand (oder mit der Pinzette) und klemmen Sie das Ende zwischen Ring- und kleinem Finger über dem Handrücken fest.	
Katheter einführen	Strecken Sie den Penis zuerst in Richtung Decke und führen Sie den Katheter nun durch Nachfassen ca. 15 cm in die Harnröhre ein, strecken Sie danach den Penis Richtung Fussende und schieben Sie den Katheter nach, bis Urin in die Auffangschale fliesst. Schieben Sie den Katheter weitere 2–3 cm vor und fixieren Sie ihn mit der nicht führenden Hand in dieser Position. Schliessen Sie das Urinableitungssystem am Katheterende an.	
Katheter blocken	Füllen Sie den Ballon über das Ventil mit der vom Hersteller angegebenen Menge *Aqua destillata*. Fragen Sie den Patienten, ob er dabei Schmerzen verspürt. Ziehen Sie den Katheter vorsichtig zurück, bis Widerstand spürbar wird.	

HANDLUNGSSCHRITTE	BESCHREIBUNG	BEMERKUNGEN
Durchführung		
Urinabfluss	Lassen Sie bei stark gefüllter Blase maximal 500 ml Urin abfliessen. Klemmen Sie danach den Ableitungsschlauch des Auffangsystems mit einer Plastikklemme ab. Lassen Sie nach jeweils 30 Minuten Wartezeit weitere 500 ml Urin abfliessen, bis die Blase entleert ist. Lassen Sie danach den Abfluss je nach Verordnung offen oder öffnen Sie ihn intermittierend.	
Wohlbefinden fördern	Auffangschale und Lochtuch werden entfernt. Ziehen Sie das *Präputium* wieder über die *Glans.* Fordern Sie den Patienten auf, die Intimgegend zu reinigen, oder unterstützen Sie ihn dabei. Helfen Sie ihm dabei, die gewünschte Lage einzunehmen.	
Nachsorge		
Anleiten im Umgang mit dem Blasenkatheter	Fordern Sie den Patienten auf, sich bei Schwierigkeiten, ungewöhnlichen Begleiterscheinungen wie Schmerzen, Brennen in der Harnröhre, Harndrang, Verfärbungen oder fehlendem Urin sofort zu melden. Instruieren Sie den Patienten, dass der Auffangbeutel immer unterhalb des Blasenniveaus befestigt werden muss, sodass der Urin beim Abfliessen keine Steigung zu überwinden hat.	
Beurteilung der Pflegehandlung	Versichern Sie sich, dass der Patient Ihre Anweisungen verstanden hat, fragen Sie nach, ob er zufrieden ist, und klären Sie, ob allenfalls weitere Fragen oder Unsicherheiten bestehen.	

HANDLUNGSSCHRITTE	BESCHREIBUNG	BEMERKUNGEN
Nachsorge		
Materialentsorgung	Ziehen Sie die Handschuhe aus und entsorgen Sie sie mit allen Einwegmaterialien direkt in den Abfalleimer. Reinigen Sie Auffang- und Desinfektionsschale, Pinzette, Nadel usw. fachgerecht, geben Sie das Material zur Aufbereitung in die Sterilisation und/oder entsorgen Sie es. Desinfizieren Sie die verwendete Ablagefläche. Desinfizieren Sie sich die Hände.	
Dokumentation	Halten Sie die Pflegeintervention mit Charrière des Katheters, Blockungsmenge und entleerter Urinmenge in der Pflegedokumentation fest. Notieren Sie allfällige Schwierigkeiten, Beschwerden des Patienten und weitere Beobachtungen.	

Notizen

7.6 Einen transurethralen Blasendauerkatheter entfernen – ohne Assistenz – bei einer Patientin/einem Patienten

HANDLUNGSSCHRITTE	BESCHREIBUNG	BEMERKUNGEN
Vorbereitung		
Kenntnisse prüfen	Prüfen Sie, ob Ihre Kenntnisse über Indikation, Durchführung, mögliche Komplikationen, Nachsorge und deren Bedeutung für die Patientin/den Patienten ausreichend sind.	
Verordnung und Dokumentation prüfen	Informieren Sie sich in der Pflegedokumentation über den Allgemeinzustand der Patientin/des Patienten; überprüfen Sie, ob eine schriftliche Verordnung der Ärztin/des Arztes vorliegt und informieren Sie sich über die Grösse des Katheters und mit welcher Flüssigkeitsmenge der Katheter geblockt wurde.	
Information der Patientin/des Patienten	Informieren Sie die Patientin/den Patienten über die geplante Massnahme und stellen Sie ihr/sein Einverständnis sicher. Falls die Patientin/der Patient diese Massnahme schon kennt, kann ihre/seine Mitarbeit hilfreich sein. Informieren Sie die Patientin/den Patienten, dass nach der Entfernung ein leichtes Brennen auftreten kann.	
Material vorbereiten	Richten Sie das benötigte Material: – Händedesinfektionsmittel – Nierenschale – Unterlage – Abfallsack – Handschuhe, unsteril – Injektionsspritze, (10–20 ml Volumen) – Material für Intimpflege	

HANDLUNGSSCHRITTE	BESCHREIBUNG	BEMERKUNGEN
Vorbereitung		
Vorbereiten des Zimmers	Stellen Sie einen Sichtschutz auf und bitten Sie Besuchendee, vor der Tür zu warten.	
Durchführung an der Patientin/am Patienten		
Lagerung	Unterstützen Sie die Patientin/den Patienten gegebenenfalls beim Auskleiden und beim Hinlegen auf eine flüssigkeitsdichte Schutzunterlage. Stellen Sie das Bett auf eine rückengerechte Arbeitshöhe ein. Stellen Sie sicher, dass der Urinbeutel geleert ist und das Ablaufsystem nicht unter Spannung steht.	
Vorbereitung	Legen Sie die Nierenschale auf Höhe der Verbindungsstelle von Katheter und Ableitungssystem ins Bett der Patientin/des Patienten. Ziehen Sie nun unsterile Handschuhe an.	
Ablaufsystem entfernen	Entfernen Sie das Urinableitungssystem zur Entsorgung und platzieren Sie den Katheteransatz in der bereitgestellten Nierenschale.	

HANDLUNGSSCHRITTE	BESCHREIBUNG	BEMERKUNGEN
Durchführung an der Patientin/am Patienten		
Katheterballon entblocken	Lesen Sie am Katheterende nochmals die maximale Füllmenge ab. Setzen Sie nun die leere, passende Injektionspritzefest auf das Ventil des Katheterballons auf und aspirieren Sie langsam die gesamte Flüssigkeit Überprüfen Sie, ob die aspirierte Flüssigkeitsmenge der eingespritzten Menge entspricht. Legen Sie die Spritze in der Nierenschale ab.	
Katheter entfernen	Informieren Sie die Patientin/den Patienten über die bevorstehende Katheterentfernung und bitten Sie sie/ihn tief ein- und auszuatmen. Während der Ausatmung ziehen Sie den Katheter langsam und gleichmässig heraus. Lassen Sie den Katheter dabei in die bereitgestellte Nierenschale gleiten.	
Kontrolle der Katheterspitze	Kontrollieren Sie die Katheterspitze auf Ablagerungen. Überziehen Sie anschliessend den Katheter mit dem Handschuh zur sicheren Entsorgung.	
Nachsorge	Fordern Sie die Patientin/den Patienten zu einer Intimpflege auf oder unterstützen Sie/ihn darin. Helfen Sie der Patientin/dem Patienten eine bequeme Lage einzunehmen.	

HANDLUNGSSCHRITTE	BESCHREIBUNG	BEMERKUNGEN
Durchführung an der Patientin/am Patienten		
Patientin/Patienten im Umgang mit der ersten Miktion anleiten	Vermitteln Sie der Patientin/dem Patienten die notwendigen Informationen, wie sie/er sich auf die erste Miktion einstellen kann: Es kann zu Schmerzen und Brennen in der Urethra kommen. Je nach aufgenommener Flüssigkeitsmenge sollte es spätestens nach 12 Stunden zu einer Spontanmiktion kommen. Jedes Gefühl von Harnverhalt oder unwillkürlich auslaufender Urin sollte sofort gemeldet werden.	
Dokumentation	Vermerken Sie Zeitpunkt, Ausscheidungsmenge und Beobachtungen zu Komplikationen in der Patientendokumentation.	

Notizen

8 ANHANG

8.1 Inkontinenz-Fragebogen

Deutsche
Kontinenz Gesellschaft

Inkontinenz-Fragebogen (ICIQ-SF 2004)

Wie oft kommt es bei Ihnen zu unwillkürlichem Urinverlust?

☐ Nie
☐ Einmal pro Woche oder seltener
☐ Zwei- bis dreimal pro Woche
☐ Einmal täglich
☐ Mehrmals täglich
☐ Ständig

Wie hoch ist der Urinverlust?

☐ Kein Urinverlust
☐ Eine geringe Menge
☐ Eine mittelgroße Menge
☐ Eine große Menge

Wie stark ist Ihr Leben durch den Urinverlust beeinträchtigt?

0☐ 1☐ 2☐ 3☐ 4☐ 5☐ 6☐ 7☐ 8☐ 9☐ 10☐
gar nicht ... stark

Wann kommt es zu Urinverlust?

☐ Zu keiner Zeit
☐ Bevor Sie die Toilette erreichen können
☐ Beim Husten, Niesen, Laufen u.s.w.
☐ Im Schlaf
☐ Bei körperlicher Anstrengung und Sport
☐ Nach dem Wasserlassen
☐ Aus keinem ersichtlichen Grund
☐ Urinverlust tritt ständig auf

8.2 Miktionsprotokoll

Miktionsprotokoll

Name: ______________________ **Bitte mitbringen zum nächsten Arzttermin am:** ________

	1. Tag, Datum: ________				2. Tag, Datum: ________				3. Tag, Datum: ________			
Uhrzeit	Trinkmenge (ml)	Harnmenge (ml)	Harndrang[1] ja/nein	Einnässen Schweregrad[2]	Trinkmenge (ml)	Harnmenge (ml)	Harndrang[1] ja/nein	Einnässen Schweregrad[2]	Trinkmenge (ml)	Harnmenge (ml)	Harndrang[1] ja/nein	Einnässen Schweregrad[2]
00–01												
01–02												
02–03												
03–04												
04–05												
05–06												
06–07												
07–08												
08–09												
09–10												
10–11												
11–12												
12–13												
13–14												
14–15												
15–16												
16–17												
17–18												
18–19												
19–20												
20–21												
21–22												
22–23												
23–24												
Gesamt:												

1) Schweregrad des Harndrangs: x = schwach xx = normal xxx = stark, unkontollierbar
2) Schweregrad des Einnässens: x = wenige Tropfen xx = feucht xxx = nass

APOGEPHA

8.3 Fragebogen zur Erfassung der Lebensqualität

Kantonsspital Baden
Blasen- und Beckenbodenzentrum

Inkontinenzfragebogen

FRAGEBOGEN ZUR ERFASSUNG DER LEBENSQUALITÄT (Health King's Questionnaire in deutscher Sprache)

		sehr gut	gut	mittelmässig	schlecht	sehr schlecht
1	Wie würden Sie zur Zeit Ihren Gesundheitszustand beschreiben?	☐	☐	☐	☐	☐

		überhaupt nicht	ein wenig	mässig	stark
2	Wie sehr wirkt sich Ihrer Meinung nach Ihr Blasenproblem auf Ihr Leben aus?	☐	☐	☐	☐

Nachfolgend sind einige tägliche Aktivitäten aufgeführt, die durch Blasenprobleme beeinträchtigt werden können. Wie sehr beeinträchtigt Sie Ihr Blasenproblem? Wir bitten Sie, jede Frage zu beantworten.

Einschränkung in den täglichen Aktivitäten

		überhaupt nicht	ein wenig	mässig	stark
3a	In welchem Ausmass beeinträchtigt Sie Ihr Blasenproblem bei Ihren Aufgaben im Haushalt (z.B. Putzen, Einkaufen usw.)?	☐	☐	☐	☐
3b	Beeinträchtigt Ihr Blasenproblem Ihre berufliche Arbeit oder Ihre üblichen täglichen Aktivitäten ausserhalb des Hauses?	☐	☐	☐	☐

Körperliche und soziale Einschränkungen

		überhaupt nicht	ein wenig	mässig	stark
4a	Beeinträchtigt Ihr Blasenproblem Ihre körperlichen Aktivitäten (z.B. Spazieren, Laufen, Sport, Gymnastik usw.)?	☐	☐	☐	☐
4b	Beeinträchtigt Ihr Blasenproblem Ihre Fähigkeit zu reisen?	☐	☐	☐	☐
4c	Schränkt Sie Ihr Blasenproblem im Kontakt mit anderen Menschen ein?	☐	☐	☐	☐
4d	Schränkt Ihr Blasenproblem Ihre Fähigkeit ein, Freunde zu treffen/zu besuchen?	☐	☐	☐	☐

Persönliche Beziehungen

		Nicht zutreffend	überhaupt nicht	ein wenig	mässig	stark
5a	Beeinträchtigt Ihr Blasenproblem Ihre Beziehung zu Ihrem Partner/Ihrer Partnerin?	☐	☐	☐	☐	☐
5b	Beeinträchtigt Ihr Blasenproblem Ihr Sexualleben?	☐	☐	☐	☐	☐
5c	Beeinträchtigt Ihr Blasenproblem Ihr Familienleben?	☐	☐	☐	☐	☐

Kantonsspital Baden
KSB Blasen- und Beckenbodenzentrum

Inkontinenzfragebogen

Gefühlszustand

		überhaupt nicht	ein wenig	mässig	stark
6a	Fühlen Sie sich wegen Ihres Blasenproblems deprimiert?	☐	☐	☐	☐
6b	Sind Sie wegen Ihres Blasenproblems ängstlich oder nervös?	☐	☐	☐	☐
6c	Fühlen Sie sich wegen Ihres Blasenproblems weniger wert?	☐	☐	☐	☐

Schlaf/Energie

		nie	manchmal	oft	immer
7a	Beeinträchtigt Ihr Blasenproblem Ihren Schlaf?	☐	☐	☐	☐
7b	Fühlen Sie sich wegen Ihres Blasenproblems erschöpft/müde?	☐	☐	☐	☐

		nie	manchmal	oft	immer
8a	Tragen Sie Einlagen, um trocken zu bleiben?	☐	☐	☐	☐
8b	Achten Sie darauf, wieviel Flüssigkeit Sie trinken?	☐	☐	☐	☐
8c	Müssen Sie die Unterwäsche wechseln, weil sie nass wurde?	☐	☐	☐	☐
8d	Haben Sie Angst, unangenehm zu riechen?	☐	☐	☐	☐
8e	Ist Ihnen Ihr Blasenproblem peinlich?	☐	☐	☐	☐

Wie sehr beeinträchtigen Sie diese Probleme?

	ein wenig	mässig	stark
Sehr oft zur Toilette gehen zu müssen	☐	☐	☐
Nachts aufstehen zu müssen, um Wasser zu lassen	☐	☐	☐
Ein starker und schwer unterdrückbarer Drang, Wasser zu lassen	☐	☐	☐
Unwillkürlicher Harnabgang, verbunden mit einem starken Drang, Wasser zu lassen	☐	☐	☐
Unwillkürlicher Harnabgang bei körperlicher Aktivität, z.B. Husten, Niesen, Laufen	☐	☐	☐
Nächtliches Bettnässen	☐	☐	☐
Unwillkürlicher Harnabgang beim Geschlechtsverkehr	☐	☐	☐
Häufige Harnwegsentzündungen	☐	☐	☐
Blasenschmerzen	☐	☐	☐
Schwierigkeiten beim Wasserlösen	☐	☐	☐
Haben Sie weitere Blasenprobleme? Wenn ja, welche?	☐	☐	☐

....